Casuïstiek voor doktersassistenten

Ik heb het zo benauwd

Casuïstiek voor doktersassistenten

Ik heb het zo benauwd

S. van der Krogt en A. Starink

Bohn Stafleu van Loghum
Houten 2010

© 2010 Bohn Stafleu van Loghum, onderdeel van Springer Uitgeverij

Alle rechten voorbehouden. Niets uit deze uitgave mag worden verveelvoudigd, opgeslagen in een geautomatiseerd gegevensbestand, of openbaar gemaakt, in enige vorm of op enige wijze, hetzij elektronisch, mechanisch, door fotokopieën of opnamen, hetzij op enige andere manier, zonder voorafgaande schriftelijke toestemming van de uitgever.

Voor zover het maken van kopieën uit deze uitgave is toegestaan op grond van artikel 16b Auteurswet 1912 j° het Besluit van 20 juni 1974, Stb. 471, zoals gewijzigd bij het Besluit van 23 augustus 1985, Stb. 471 en artikel 17 Auteurswet 1912, dient men de daarvoor wettelijk verschuldigde vergoedingen te voldoen aan de Stichting Reprorecht (Postbus 3051, 2130 KB Hoofddorp). Voor het overnemen van (een) gedeelte(n) uit deze uitgave in bloemlezingen, readers en andere compilatiewerken (artikel 16 Auteurswet 1912) dient men zich tot de uitgever te wenden.

Samensteller(s) en uitgever zijn zich volledig bewust van hun taak een betrouwbare uitgave te verzorgen. Niettemin kunnen zij geen aansprakelijkheid aanvaarden voor drukfouten en andere onjuistheden die eventueel in deze uitgave voorkomen.

ISBN 978 90 313 7928 6
NUR 891

Onderwijskundig advies: Sink
Concept en tekst: Questgroep
Ontwerp: Studio HdeK

Bohn Stafleu van Loghum
Het Spoor 2
Postbus 246
3990 GA Houten

www.bsl.nl

Inhoud

Inleiding	7
1. Medische achtergrondkennis	9
- Bouw en werking van de luchtwegen	10
- Ziektebeelden	17
2. De intake	25
- Ernst van de klachten	26
- Het intakegesprek	27
3. Geneesmiddelen	33
- Medicijnen tegen benauwdheid	34
4. Medisch handelen	43
- Ademhaling observeren	44
- Longfunctie testen	45
- Intramusculair injecteren	51
5. Voorlichting en advies	53
- Persoonlijke voorlichting	54
- Gesprekstechnieken	57
- Non-verbale communicatie	61
6. Administratieve taken	65
- Huisartsen Informatie Systeem	66
- De specialistenbrief	69
7. De maatschappij en jij	73
- Discussies in de samenleving	74
8. Persoonlijke groei	77
- De doktersassistent als werknemer	78

De antwoorden op de vragen die in de diverse hoofdstukken aan bod komen vind je op:
www.agcontext.nl

Inleiding

Kortademigheid en benauwdheid zijn een nare gewaarwording. Deze klachten kunnen uiteenlopende oorzaken hebben. Het kan gaan om een tijdelijke aanval die plotseling optreedt en vanzelf weer verdwijnt. Maar bij sommige mensen gaat het om chronische klachten. Voor hen is benauwdheid een ongemak waarmee ze moeten leren leven.

In dit werkboek komen de volgende onderwerpen aan bod:

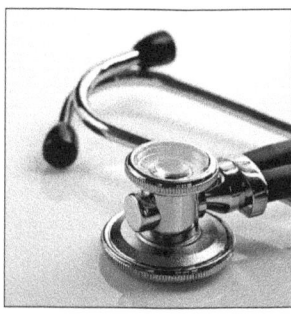

Medische achtergrondkennis
Hoe verloopt de ademhaling in normale omstandigheden?
Wat zijn veelvoorkomende oorzaken van ademhalingsproblemen?

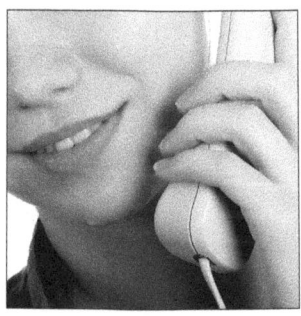

De intake
Hoe beoordeel je de ernst van de klacht?
Wanneer is een afspraak wenselijk of zelfs urgent?

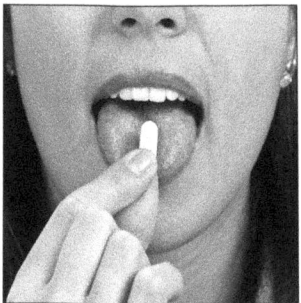

Geneesmiddelen
Met welke geneesmiddelen kunnen benauwdheid en de achterliggende aandoeningen bestreden worden?

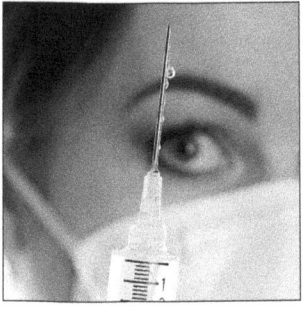

Medisch handelen
Welke medische handelingen verricht de doktersassistent bij deze patiënten?

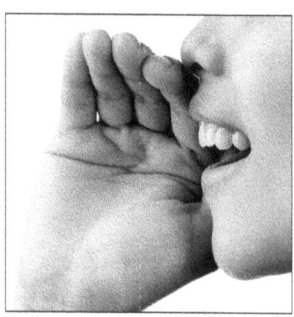

Voorlichting en advies
Wat vertel je patiënten die benauwd zijn en hoe doe je dat?
Welke gesprekstechnieken kun je toepassen?
Wat is non-verbale communicatie en welke rol speelt deze?

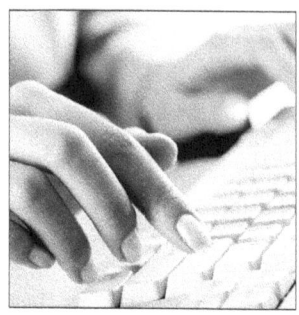

Administratieve taken
Hoe verwerk je de gegevens in het medische dossier?
Wat moet er gebeuren met een specialistenbrief?

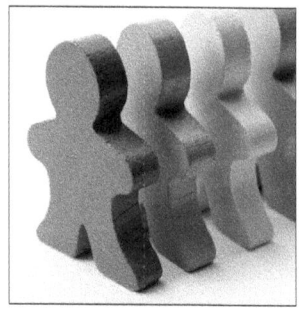

De maatschappij en jij
Hoe komt het dat steeds meer mensen een allergie ontwikkelen?

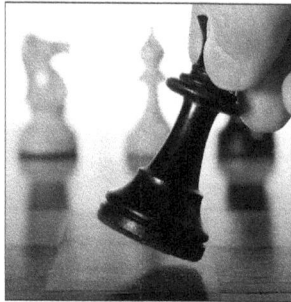

Persoonlijke groei
Wat kan de NVDA betekenen voor een doktersassistent?
Waarom is een cao zo belangrijk?

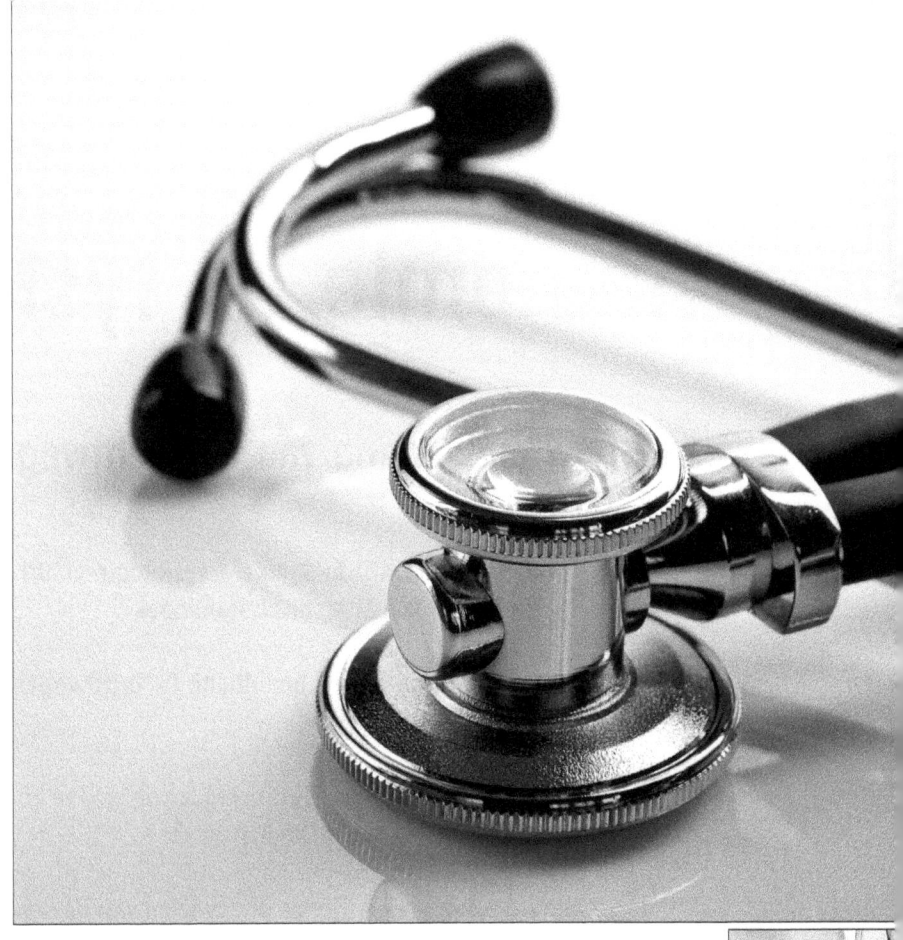

hoofdstuk 1
Medische achtergrondkennis

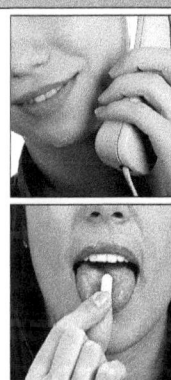
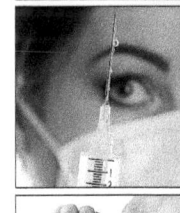
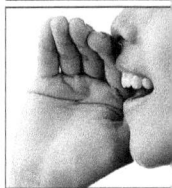
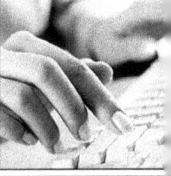
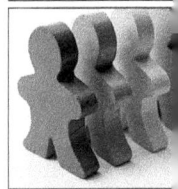
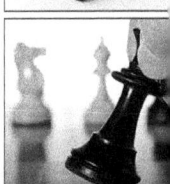

Bij gewone alledaagse bezigheden gebruik je slechts een klein gedeelte van je longcapaciteit, maar bij zware inspanning boor je al je reserves aan. Dan werken je longen en hart op volle toeren om genoeg zuurstof aan te voeren. Als dat niet lukt krijg je het benauwd en raak je buiten adem, het teken dat je jouw grenzen hebt bereikt. Bij ieder mens liggen deze grenzen weer anders. Ze hangen af van bepaalde lichamelijke basiskenmerken en van de conditie.

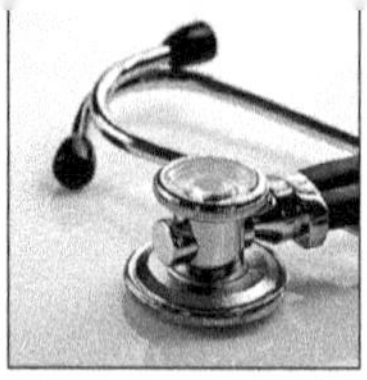

Anatomie en fysiologie

1.1 Bouw en werking van de luchtwegen

- Basiswerk AG: Anatomie & fysiologie (ISBN 978 90 313 4672 1)
- Merck Manual Medisch Handboek

- www.schooltv.nl / beeldbank (> luchtwegen)

Om de oorzaken van benauwdheid en kortademigheid te kunnen begrijpen moet je iets afweten van de bouw en de werking van de luchtwegen.

Vul de namen in van de verschillende onderdelen van de lage luchtwegen.

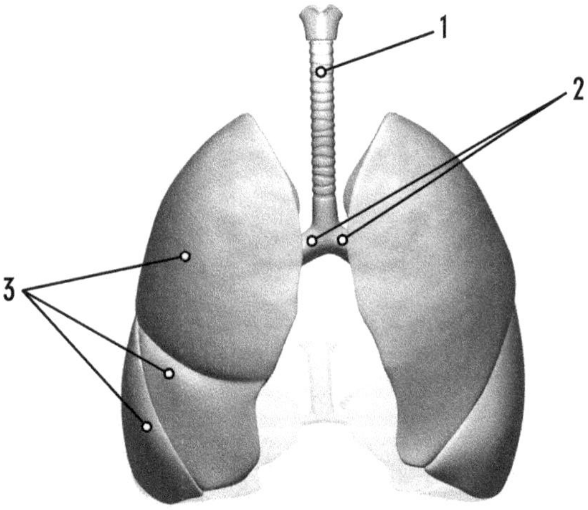

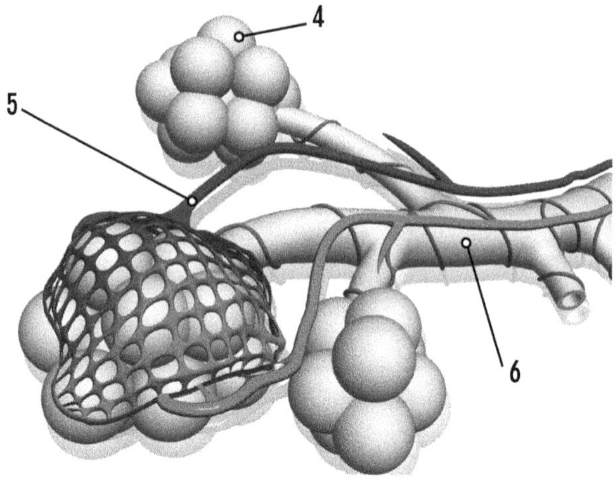

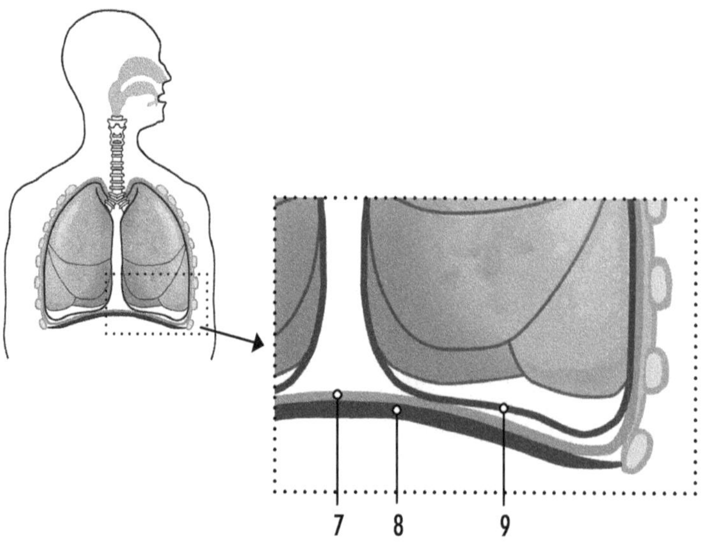

1	
2	
3	
4	
5	
6	
7	
8	
9	

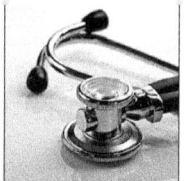

1.2 Het mechanisme van de ademhaling

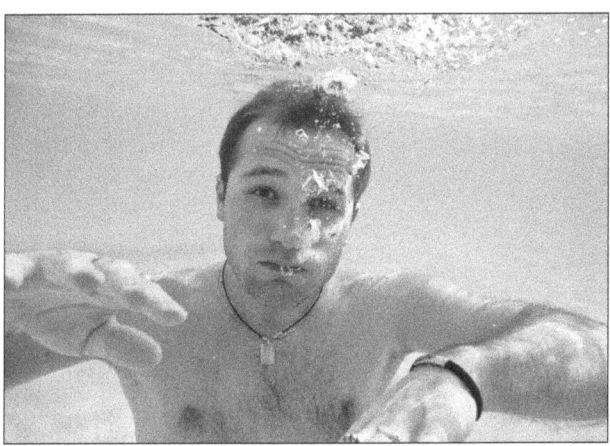

Over ademhalen hoef je meestal niet na te denken. Een hoge concentratie koolzuur (CO_2) in je bloed is de prikkel die de ademhaling in gang zet. Maar toch is ademen geen reflex: als je wilt kun je hem heel bewust sturen.

Door middel van een aantal eenvoudige proefjes kun je dat ervaren.

Proef 1
Vorm een viertal en test beurtelings hoelang ieder van jullie de adem in kan houden.

- De proefpersoon ademt eerst een paar keer rustig in en uit en neemt dan een zo diep mogelijke ademteug.
- Kijk op je horloge hoe lang de proefpersoon dit volhoudt.
- Noteer deze tijd in onderstaande tabel.
- Geef de proefpersoon een 2e kans om zijn of haar record te verbeteren. Noteer ook deze tijd in de tabel en bereken het gemiddelde van beide pogingen.

TIP
Voorkom dat je in de lach schiet en ga met je rug naar de anderen toe zitten.

Proefpersoon	Poging 1	Poging 2	Gemiddeld
Ik zelf			

Vergelijk na afloop jullie resultaten met de rest van de groep:
- Wat is het record adem inhouden?
- Hoe ligt het gemiddelde binnen deze groep?

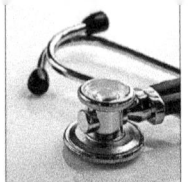

Proef 2

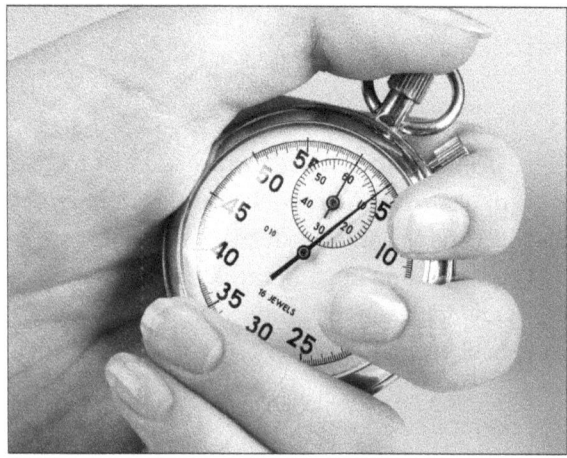

Vorm een tweetal en voer het volgende proefje uit.

- Ga rustig en ontspannen op een stoel zitten, recht tegenover elkaar.
- De proefpersoon ademt op een normale en manier in en uit.
- De ander telt gedurende 1 minuut hoe vaak de proefpersoon inademt en noteert die waarde in de tweede kolom van de tabel.
- Wissel dan van rol.

Herhaal dit proefje, maar nu na een flinke inspanning.

- Spreek een flinke inspanning af (bijvoorbeeld: drie keer de trap op en af rennen, twee rondjes rond de parkeerplaats rennen).
- De proefpersoon voert deze opdracht uit, gaat vervolgens op een stoel zitten en probeert zijn of haar ademhaling zo snel mogelijk weer onder controle te krijgen.
- De andere telt weer gedurende 1 minuut hoe vaak de proefpersoon inademt en noteert dit in de derde kolom van de tabel. In kolom 4 komt de tijd te staan die de proefpersoon nodig had om zijn of haar ademhaling weer op een normaal peil te krijgen.
- Wissel vervolgens van rol en herhaal de opdracht.

Proefpersoon	Frequentie bij rust (per minuut)	Frequentie na inspanning (per minuut)	Tijd nodig voor herstel
Ik zelf			

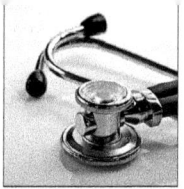

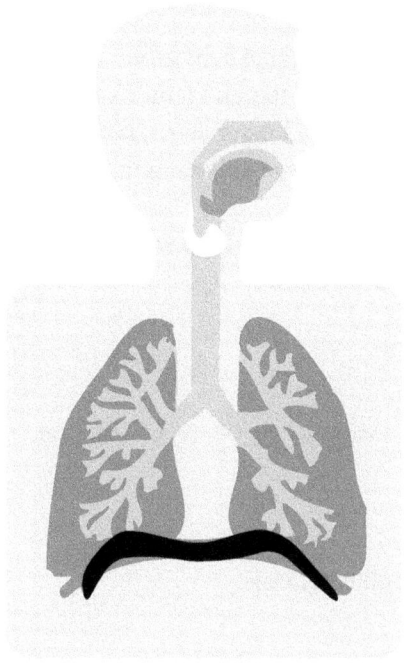
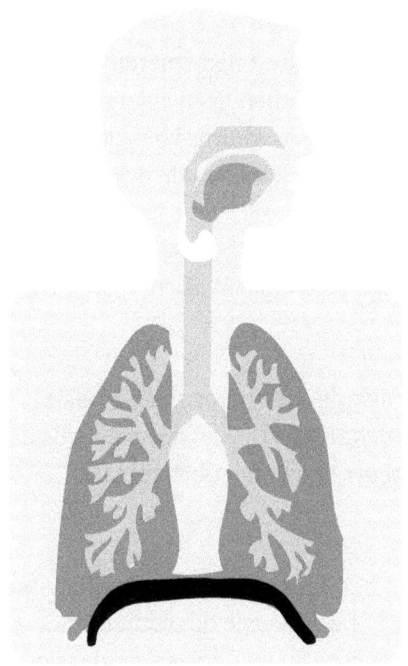

A B

Dit is een schematische weergave van de ademhaling. Op welk plaatje is inademen te zien en op welke plaatje uitademen?

Bij inademen stroomt er lucht je longen binnen en zet je borstkas uit. Maar wat is oorzaak en wat gevolg? Kruis de juiste volgorde aan.

O lucht stroomt de longen binnen > daardoor zetten de longen uit > daardoor zet de borstkas uit
O de borstkas zet uit > daardoor zetten de longen uit > daardoor stroomt er lucht in de longen
O de longen zetten uit > daardoor wordt de borstkas groter > daardoor stroomt er lucht in de longen

Ervaar het mechanisme van de ademhaling door middel van het volgende proefje:
- houd je mond dicht en knijp je neus dicht
- doe alsof je diep inademt. Wat voel je?
- laat dan plots je neus los

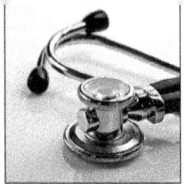

1.3 De longvliezen

De borstkas is bekleed met spieren en dus is het niet verbazend dat je hem groter kunt maken. Maar de longen hebben geen spieren. Hoe kan het dat ook die groter en kleiner kunnen worden? Dat kan dankzij twee dunne vliezen. Het *longvlies* zit strak om de longen heen, het *borstvlies* bekleedt de binnenkant van de borstholte. Beide vliezen liggen tegen elkaar aan.

In onderstaand proefje boots je de werking van longvliezen na met behulp van een objectglaasje en een dekglaasje van een microscoop. De proef bestaat uit 3 rondes.

Proef 1
- Leg het dekglaasje op het objectglaasje.
- Pak het dekglaasje tussen duim en wijsvinger en til het voorzichtig op, recht omhoog.
- Wat gebeurt er met het objectglaasje?

Proef 2
- Maak nu het dekglaasje nat en leg het opnieuw op het objectglaasje.
- Til weer het dekglaasje op, recht omhoog.
- Wat gebeurt er nu met het objectglaasje?

Proef 3
- Leg het natte dekglaasje weer op het objectglaasje.
- Wip het dekglaasje nu op vanaf één van de hoeken en til het op (dus schuin omhoog).
- Wat gebeurt er nu met het objectglaasje?
- Waarom verloopt deze proef anders dan proef 2?

Beschrijf hieronder de rol van beide vliezen bij de ademhaling.

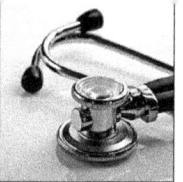

1.4 Vragen

- Basiswerk AG: Anatomie & fysiologie (ISBN 978 90 313 4672 1)
- Merck Manual Medisch Handboek
- www.agcontext.nl

Zoek het antwoord op de volgende vragen.

1. Waaruit is de luchtpijp opgebouwd? Wat is het verschil met de slokdarm?

2. Uit hoeveel kwabben bestaan de rechter en de linker long?

3. Wat gebeurt er in een longblaasje?

4. Welke twee soorten ademhaling zijn mogelijk. Geef een korte beschrijving.

5. Hoeveel procent van de zuurstof in de lucht wordt bij normale ademhaling in het bloed opgenomen?

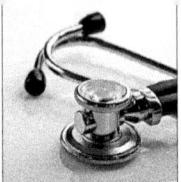

6. Wat is de afkorting van koolstofdioxide?

7. De ademhaling kan onderbroken worden door de slikreflex, de hoestreflex en de niesreflex. Wat is kenmerkend aan een reflex?

Beschrijf kort wat er gebeurt bij bovenstaande reflexen.

8. Ook de braakreflex onderbreekt de ademhaling. Welk gevaar kan braken opleveren voor de ademhaling?

Ga naar agcontext.nl en doe interactieve toets 1.5 (ademhalingsstelsel).

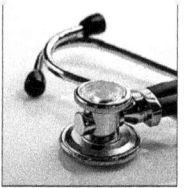

Ziektebeelden

1.5 Aandoeningen

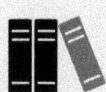
- Basiswerk AG: Medische kennis (ISBN 978 90 313 4937 1)
- Basiswerk AG: Eigen spreekuur en chronische ziekten (ISBN 978 90 313 4778 7)
- Basiswerk AG: Medische achtergronden bij triage (ISBN 978 90 313 6209 7)
- Merck Manual Medisch Handboek

- www.agcontext.nl (> databank > NHG ziektebeschrijvingen)
- www.rivm.nl (> chronische ziekten)
- www.ziekenhuis.nl (> filmpjes > longziekten > pneumothorax)

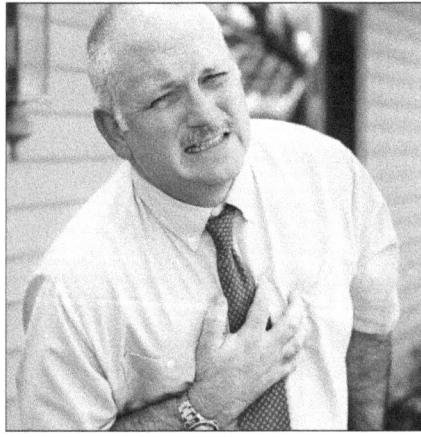

Benauwdheid kan opeens opkomen (*acuut*) of permanent aanwezig zijn (*chronisch*). Een aandoening die chronisch geworden is gaat nooit meer over, de patiënt moet er mee leren leven.

Benauwdheid kan trouwens ook ontstaan bij hartklachten. Want ook al werken je longen prima, als je hart er niet in slaagt om het zuurstofrijke bloed goed rond te pompen, dan word je kortademig en krijg je het benauwd. Op deze oorzaak van benauwdheid gaat dit werkboek echter niet in. Meer daarover lees je in een ander deel van deze serie ("Ik heb pijn op mijn borst").

Bekende aandoeningen van de luchtwegen die leiden tot benauwdheid en kortademigheid zijn:

Chronisch
- COPD (longemfyseem en chronische bronchitis)
- Astma
- Allergie (bijvoorbeeld: hooikoorts)

Acuut
- Klaplong (pneumothorax)
- Longontsteking

Zoek voor deze aandoeningen op:
- Welke oorzaak kan deze aandoening hebben?
- Welke klachten treden op?
- Wat zijn mogelijke gevolgen van deze aandoening?

Noteer je bevindingen met steekwoorden in het schema op de volgende pagina's.

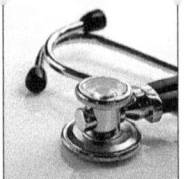

	Longontsteking	Klaplong	Hooikoorts
Oorzaak			
Symptomen			
Mogelijke gevolgen			

Medische achtergrondkennis

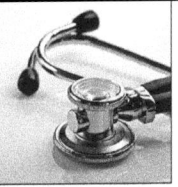

	Astma	Chronische bronchitis	Longemfyseem
Oorzaak			
Symptomen			
Mogelijke gevolgen			

Medische achtergrondkennis

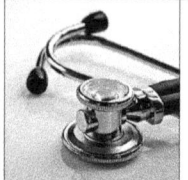

1.6 Allergische reactie

- www.kiesbeter.nl (> allergische-reactie - allergische reacties (functie))
- www.gezondheidsplein.nl (> anafylactische shock)
- www.allergieshop.nl (> huisstofmijt algemeen)

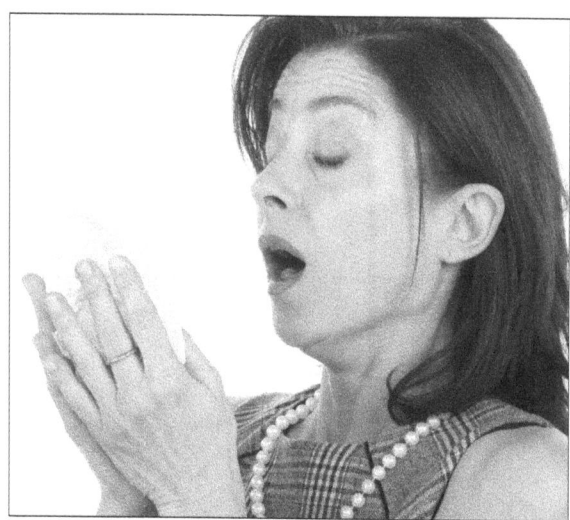

Een allergische reactie leidt vaak tot ademhalingsproblemen. Er is sprake van een allergie als de normale natuurlijke afweer tegen binnengedrongen 'lichaamsvreemde' stoffen (*antigenen*) uit de hand loopt: hij is zó heftig, dat hij meer nadelen oplevert dan voordelen.

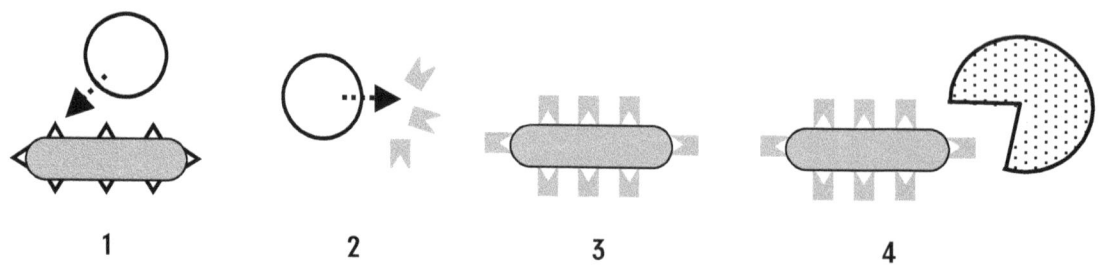

1   2   3   4

Hier is de normale afweerreactie schematisch weergegeven. Hieronder staan de beschrijvingen die bij deze plaatjes horen, maar niet in de juiste volgorde.
Voorzie elke omschrijving van het juiste volgnummer.

	Omschrijving
	Een fagocyt ziet het bacterie dat bezet is met antistoffen.
	Een lymfocyt maakt antistoffen aan.
	De antistoffen hechten aan de antigenen.
	Een lymfocyt herkent het antigen.

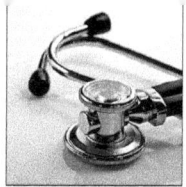

Bij een allergische reactie spelen zogenaamde *mestcellen* een belangrijke rol. Wat zijn dat en welke rol spelen zij in het ontstaan van de allergische reactie?

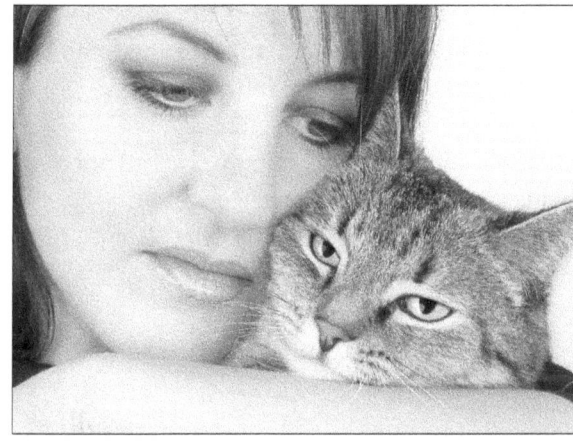

Mensen kunnen allergisch reageren op bepaalde chemische stoffen, op producten van plantaardige of dierlijke herkomst, op bestanddelen van bepaald voedsel, enzovoort. Noteer hieronder voorbeelden van dingen waarvoor mensen allergisch kunnen zijn.

Dingen waar mensen allergisch voor kunnen zijn

Een allergische reactie kan zich op verschillende plaatsen op het lichaam uiten. Zoek een aantal verschillende voorbeelden op en noteer deze hieronder.

Uitingsvormen van allergie

Een allergische reactie kan soms zó heftig zijn dat hij zelfs levensbedreigend is. In dat geval spreek je van een *anafylactische shock*.

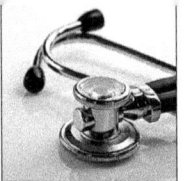

1.7 Hyperventilatie

 • www.ziekenhuis.nl (> filmpjes > longziekten > hyperventilatie)

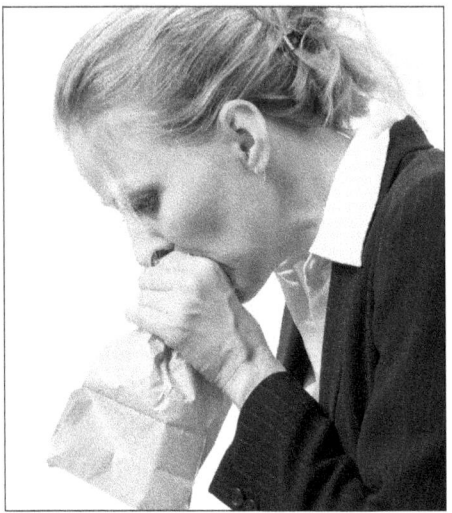

Benauwdheid kan het gevolg zijn van een moeizame of gebrekkige ademhaling. Daardoor komt er te weinig zuurstof in het bloed. Maar ook het tegenovergestelde kan een benauwd gevoel opleveren: te veel zuurstof in het bloed. Dat is het geval bij *hyperventilatie*.

Hyperventilatie is niet gevaarlijk maar wel vervelend. Duizeligheid en benauwdheid zijn een enge gewaarwording. Bij hyperventilatie lijkt het alsof je stikt terwijl dat beslist niet het geval is.

Bekijk het filmpje over hyperventilatie en beantwoord de volgende vragen:

1. Wat is hyperventilatie?

2. Onder welke omstandigheden kan het optreden?

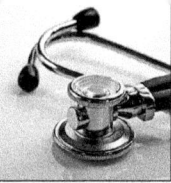

3. Welke klachten levert het op?

4. Wat is er tegen te doen?

5. Is hyperventilatie gevaarlijk?

Medische achtergrondkennis

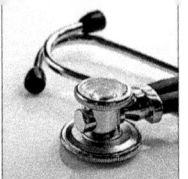

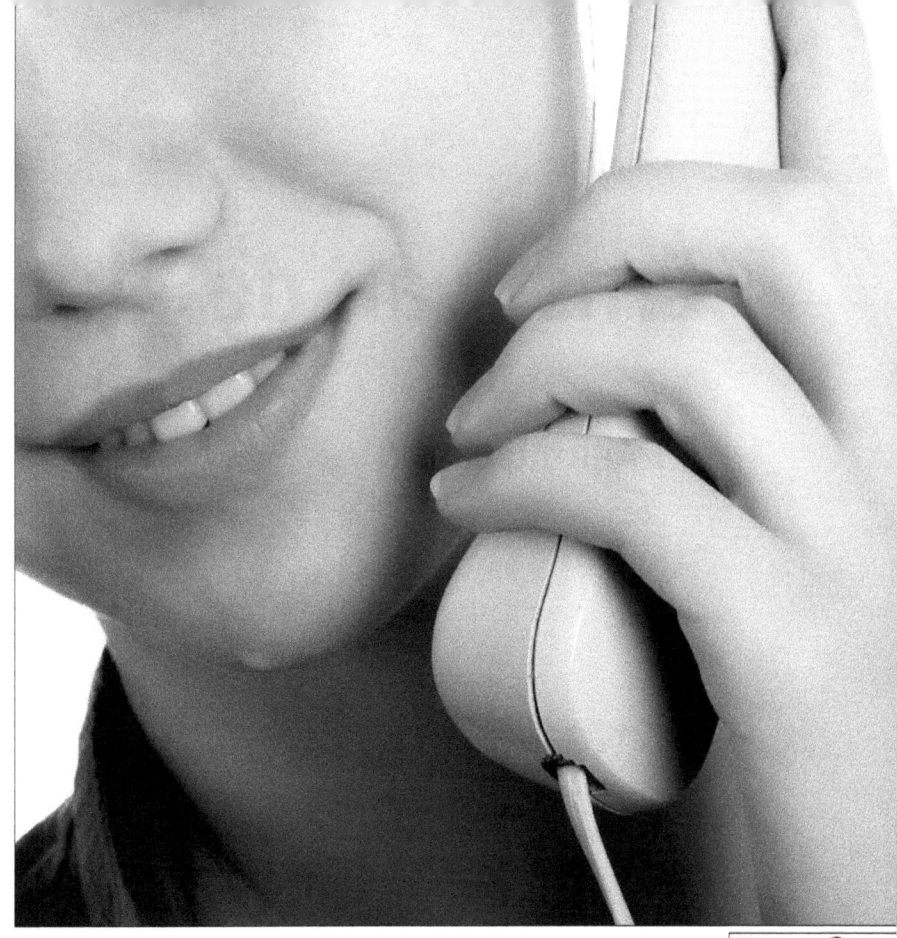
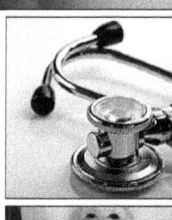
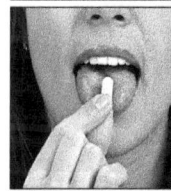
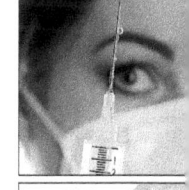
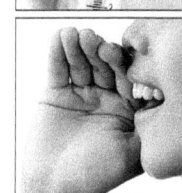
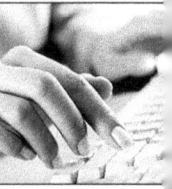
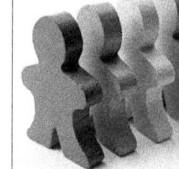
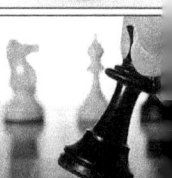

hoofdstuk 2
● De intake

Benauwdheid kan een tijdelijk bijverschijnsel zijn dat vanzelf weer over gaat. Maar soms is er reden voor ongerustheid. Bovendien: als benauwdheid en kortademigheid chronisch worden kom je er nooit meer vanaf. De doktersassistent moet er tijdens het intakegesprek achter komen of zelfzorg (voorlopig) volstaat of dat het verstandig is om een afspraak met de huisarts te maken. En zo ja, of daarbij haast geboden is.

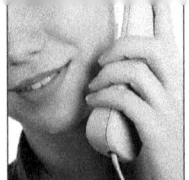

Ernst van de klachten

2.1 Alarmfactoren

- NHG-telefoonwijzer
- Basiswerk AG: Medische achtergronden bij triage (ISBN 978 90 313 6209 7)

Zoek op wat *alarmfactoren* zijn bij benauwdheid.

Spoed

Dringend

Routine

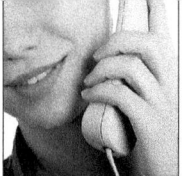

Het intakegesprek

2.2 Rollenspel

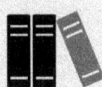
- NHG-telefoonwijzer
- Basiswerk AG: Medische achtergronden bij triage (ISBN 978 90 313 6209 7)
- Basiswerk AG: Triage (ISBN 978 90 313 62 103)

Oefen een intakegesprek door middel van rollenspellen. Hierin komen de volgende patiënten aan bod.

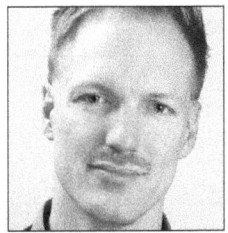
Bernard Roggen kon plotseling bijna geen adem meer halen.

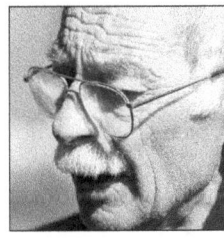
Meneer Rijntjes heeft het voortdurend benauwd.

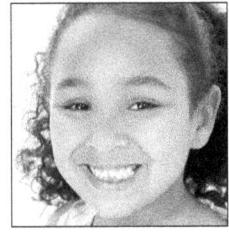
Fatima Akouh lijkt allergisch voor huisstof.

Op de volgende pagina's staat hun verhaal. Degenen die de rol van patiënt spelen gebruiken dit om zich voor te bereiden. Kies uit welk telefoongesprek jij als doktersassistent gaat beantwoorden.

NB: als jij de rol van doktersassistent speelt, lees de betreffende casusbeschrijving dan niet door. Het is immers de kunst om zelf achter alle relevante informatie te komen door de juiste vragen te stellen.

De rest observeert het intakegesprek aan de hand van het formulier op de volgende pagina.

Bespreek elk intakegesprek na en noteer eventuele aandachtspunten waar je de volgende keer extra op moet letten (zie pagina 32).

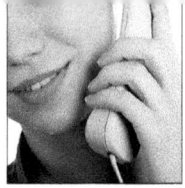

Observatielijst Intake

Vul per aandachtspunt in:
- goed (+)
- matig (+/-)
- zwak (-)

naam doktersassistent >			
Haalt alle belangrijke informatie boven tafel.			
Nodigt de patiënt uit om zijn/haar eigen verhaal te vertellen.			
Vraagt door op antwoorden van de patiënt.			
Controleert of ze de antwoorden van de patiënt goed begrepen heeft.			
Benadert de patiënt op een prettige manier.			
Slaagt erin om de patiënt gerust te stellen.			
Neemt uiteindelijk een duidelijk besluit.			
Neemt dat besluit op goede gronden.			
Legt de patiënt duidelijk uit wat er nu gebeuren gaat.			
Komt geloofwaardig en professioneel over.			

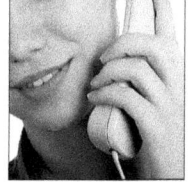

Casussen ten behoeve van het rollenspel

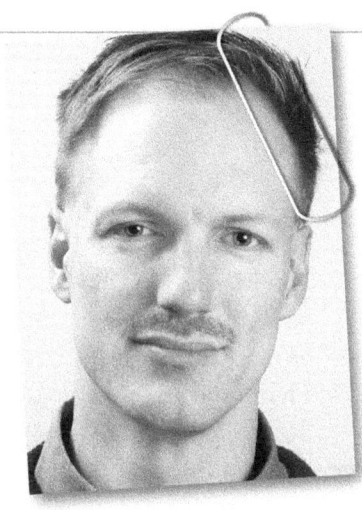

Bernard Roggen

Persoonsgegevens

Naam:	Bernard Roggen
Leeftijd:	44
Geboortedatum:	02-03-1966
Adres:	Fazantenlaan 1, 2577 JJ Den Haag
Burgerservicenummer:	024271950
Verzekering:	Univé
Polisnummer:	224.897.881

Je bent de vrouw van Bernard Roggen.
Je man is al een week grieperig.
Het leek beter te gaan, hij was koortsvrij.
Maar nu klaagt hij over benauwdheid en moet hij erg hoesten.
Ook is de koorts weer teruggekomen.
Kan de huisarts vandaag langskomen?

Geef de volgende informatie alleen als de doktersassistent er naar vraagt:
- Vorige week had hij 39°C koorts.
- Hij was verkouden, had spierpijn en hoofdpijn en hoestte veel.
- Na veel paracetamol en thee met honing verdween de koorts.
- Vanmorgen had hij plotseling weer koorts (38,8 °C) en is het hoesten verergerd.
- Er komt geel slijm mee.
- Tijdens het hoesten heeft hij pijn op zijn borst en ook het ademen doet zeer.
- Bernard is in het verleden nooit echt ziek geweest, alleen zo nu en dan een beetje verkouden.

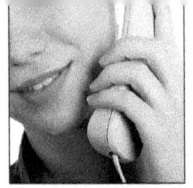

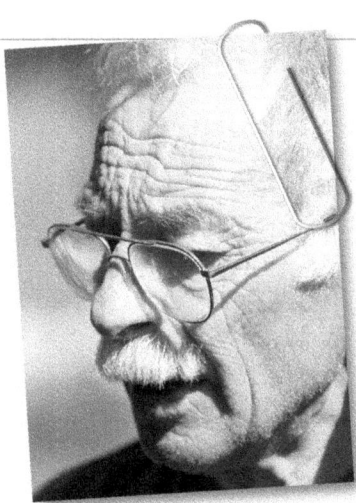

Menheer Rijntjes

Persoonsgegevens

Naam: Ton Rijntjes
Leeftijd: 70
Geboortedatum: 26-02-1940
Adres: Elviraland 302,
2566 HT Den Haag
Burgerservicenummer: 036292010
Verzekering: Zilveren Kruis
Polisnummer: 553.826.122

Je bent mevrouw Rijntjes en belt voor je man.
Je wilt graag dat de huisarts tijdens zijn visite langs komt.
Je man ligt ziek in bed.
Hij denkt zelf dat hij griep heeft maar jij begint je nu toch zorgen te maken.
Hij heeft het namelijk erg benauwd.

Geef de volgende informatie alleen als de doktersassistent er naar vraagt:
- De benauwdheid is plotseling opgekomen, een minuut of 10 geleden.
- Hij heeft ook pijn op zijn borst en tijdens het ademhalen.
- Het is een stekende pijn, midden op de borst.
- De koorts schommelt al een paar dagen rond de 38,5°C.
- Hij hoest af en toe een beetje bloed op.
- Hij zweet erg, misschien wel vanwege de pijn.
- Hij is geen long- of hartpatiënt.
- Hij gebruikt geen medicijnen.

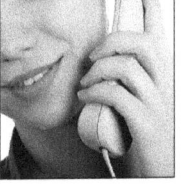

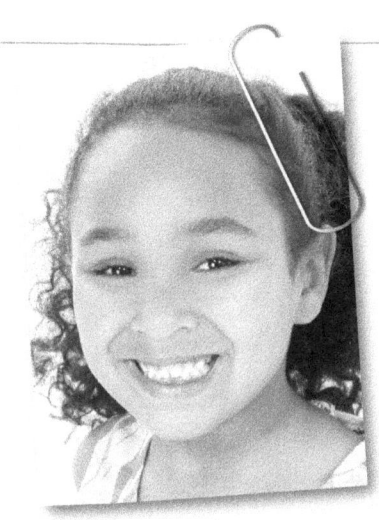

Fatima Akouh

Persoonsgegevens

Naam:	Fatima Akouh
Leeftijd:	6
Geboortedatum:	05-05-2004
Adres:	Dorpstraat 12, 2566 GT Den Haag
Burgerservicenummer:	026935190
Verzekering:	Achmea
Polisnummer:	236.671.993

Je bent de moeder van Fatima Akouh (6).
Je belt omdat je dochtertje last heeft van een hardnekkige hoest en het vaak benauwd heeft.
Kan de dokter een recept uitschrijven voor een hoestdrank?

Geef de volgende informatie alleen als de doktersassistent er naar vraagt:
- Fatima hoest sinds twee weken.
- Er komt doorzichtig slijm mee.
- Het wordt steeds erger. Gisteravond had ze erg veel last maar je wilde de huisarts zo laat niet lastig vallen.
- Het begon 2 maanden geleden, toen jullie een hond kregen. Telkens als ze met de hond gespeeld had kreeg ze het benauwd.
- Die benauwdheid komt in aanvallen, dan haalt ze soms piepend adem.
- Ze heeft soms ook last van jeuk en een wat droge, schilferige huid.

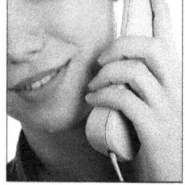

Aandachtspunten voor een volgende keer

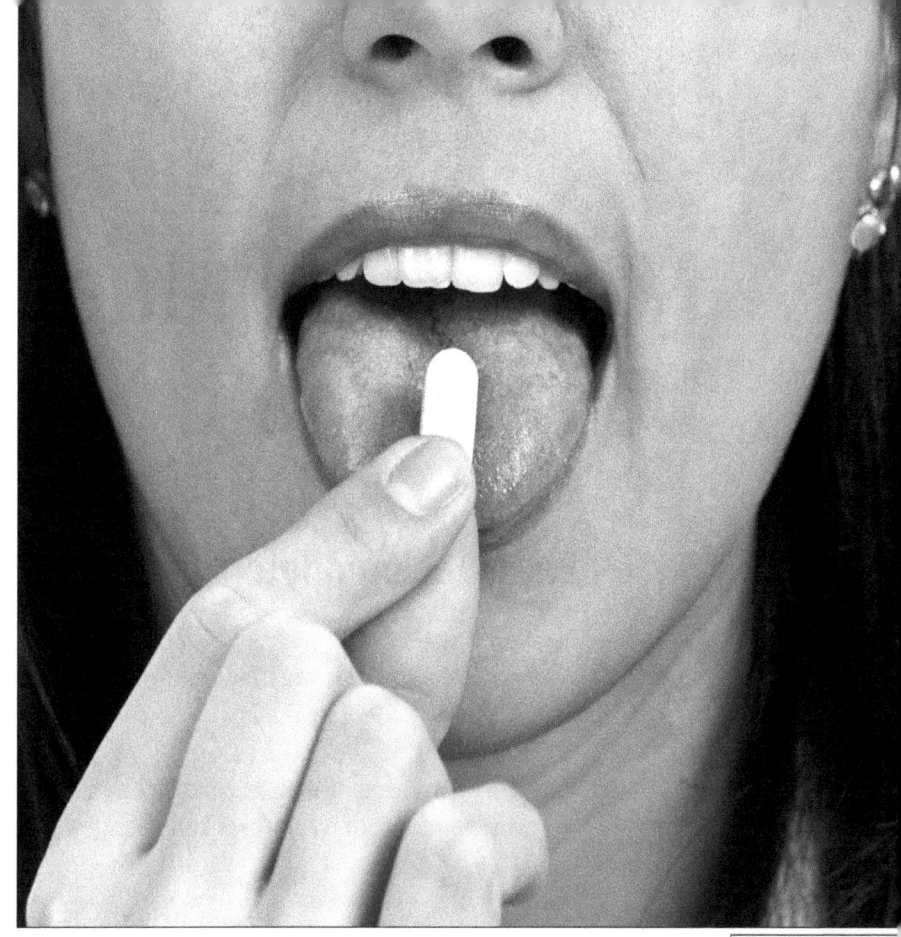

hoofdstuk 3
Geneesmiddelen

Benauwdheid kan veel oorzaken hebben en is niet altijd te bestrijden met behulp van geneesmiddelen. Zo is bij chronische aandoeningen zoals COPD en astma genezing niet mogelijk. Wel kunnen de klachten verzacht worden met behulp van medicijnen.

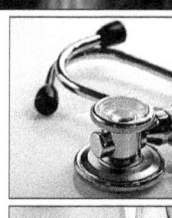
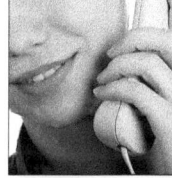
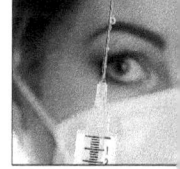
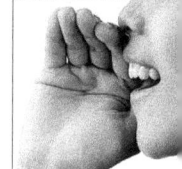
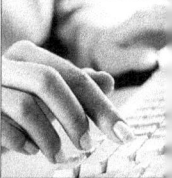
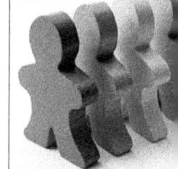
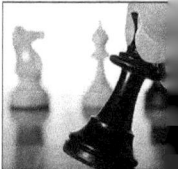

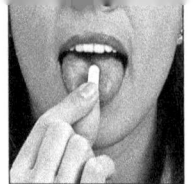

Medicijnen tegen benauwdheid

3.1 Typen geneesmiddelen

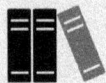
- Basiswerk AG: Geneesmiddelenkennis voor doktersassistenten (ISBN 978 90 313 6171 7)

- www.serviceapotheek.nl (medische informatie > geneesmiddelen van A tot Z)
- www.farmacotherapeutischkompas.nl

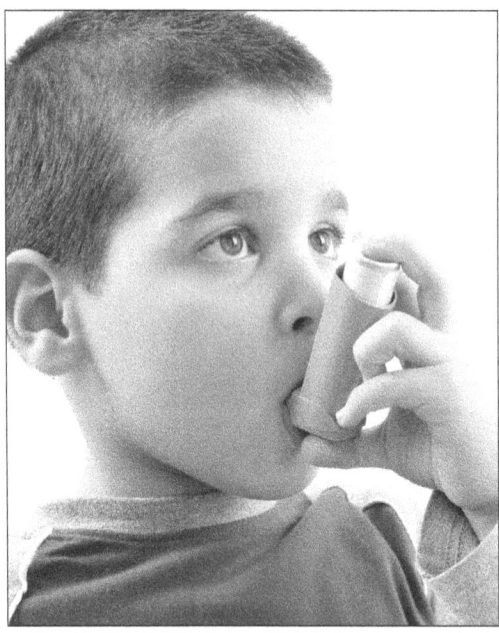

De gebruikte geneesmiddelen tegen benauwdheid kun je indelen in 3 groepen, op basis van hun functie:
- bronchiën verwijden
- histamine neutraliseren
- ontsteking afremmen

Bronchiën verwijden
Hoe nauwer de bronchiën, hoe minder lucht er de longen in kan stromen.
Het *sympathische zenuwstelsel* zorgt dat het lichaam klaar is voor actie, bijvoorbeeld als er gevaar dreigt. Het zorgt ervoor dat de hartslag en bloeddruk toenemen, dat de ademhaling versnelt en de bronchiën wijder worden. Deze natuurlijke *fight-flight-fright* reactie kan ook kunstmatig uitgelokt worden met behulp van medicijnen die het sympathische zenuwstelsel prikkelen. Deze geneesmiddelen heten *sympaticomimetica*.

Als de luchtwegen geïrriteerd raken scheiden ze bepaalde stoffen af: *leukotriënen*. Deze stoffen zorgen ervoor dat de bronchiën vernauwen. Medicijnen die de invloed van deze leukotriënen weer uitschakelen heten: *leukotrieen-antagonisten* (antagonist = tegenwerking).

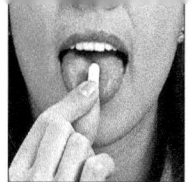

Histamine neutraliseren

Histamine is een stof die je lichaam zelf aanmaakt tijdens afweerreacties. Maar een te hoge concentratie histamine in je bloed leidt tot complicaties, in het ergste geval zelfs tot een *shock*. Geneesmiddelen die de histamineproductie afremmen of het effect van deze stof afzwakken worden *antihistaminica* genoemd.

Ontsteking afremmen

Bij COPD en astma is sprake van een chronische ontstekingsreactie. Normaal produceren de bijnieren hormonen die ontstekingsreacties in goede banen leiden, de zogenaamde *corticosteroïden*. Als dat systeem niet voldoende effect heeft kunnen ter ondersteuning *synthetische corticosteroïden* worden toegediend.

In het schema op de volgende pagina staan per categorie enkele geneesmiddelen.
Zoek per geneesmiddel op:
- werkzame stof
- toedieningsvorm
- werking
- indicatie
- mogelijke bijwerkingen
- contra-indicaties

Noteer deze met steekwoorden in het schema.

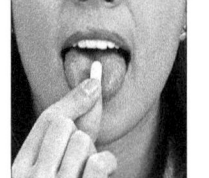

Werkzame stof	Toedieningsvorm	Werking	Indicaties	Bijwerkingen	Contra-indicaties
Bronchiën verwijden					
Foradil					
Ventolin					
Serevent					
Bricanyl					
Berodual					
Montelukast					

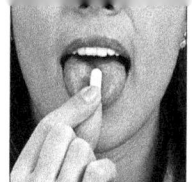

Werkzame stof	Toedieningsvorm	Werking	Indicaties	Bijwerkingen	Contra-indicaties
Bronchiën verwijden					
Atrovent					
Spiriva					
Ontsteking afremmen					
Qvar					
Pulmicort					
Flixotide					
Aerobec					

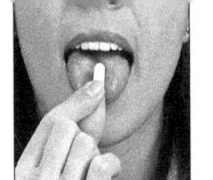

	Werkzame stof	Toedieningsvorm	Werking	Indicaties	Bijwerkingen	Contra-indicaties
Antihistaminica	Acrivastine					
	Cetirmar					
	Clemastine					
Overige	Epipen					

Geneesmiddelen

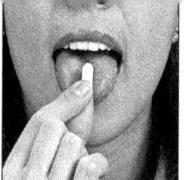

3.2 Bijsluiters

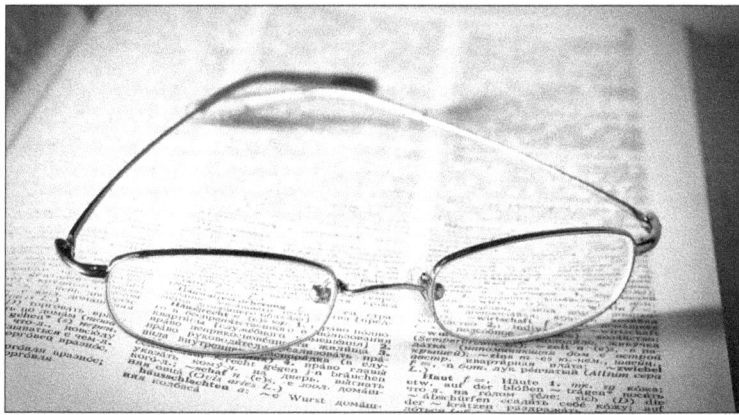

Hieronder staat de bijsluiter van het geneesmiddel Ventolin. Lees hem aandachtig door en arceer of onderstreep de informatie die voor de doktersassistent belangrijk is

Bijsluiter Ventolin Injectie, inj. vloeistof 0,5 mg/ml

Kwalitatieve en kwantitatieve samenstelling
Ventolin Injectie bevat salbutamolhemisulfaat, overeenkomend met salbutamol 0,5 mg/ml.

Farmaceutische vorm
Injectievloeistof voor i.v., s.c. en i.m. gebruik.

Klinische gegevens
Therapeutische indicaties.
Bij acute behandeling van een ernstige astmatische aanval.

Dosering en wijze van toediening
Ventolin dient onder de supervisie van een arts te worden gebruikt.
Intramusculair of subcutaan (injectievloeistof): 250-500 µg (4-8 µg/kg lichaamsgewicht);
250 µg direct toedienen, indien nodig na 15-20 minuten nog eens 250 µg.
Deze behandeling zonodig iedere 4 uur herhalen.
Salbutamol injectievloeistof dient niet in een injectiespuit gecombineerd te worden met enig ander geneesmiddel.

Contra-indicaties
- Bekende overgevoeligheid voor één van de bestanddelen.
- Thyreotoxicose.
- (Onbehandelde) hartziekten, ritmestoornissen.
- Hypokaliëmie.

Interacties met andere geneesmiddelen en andere vormen van interactie
Het risico op hyperglykemie of hypokaliëmie wordt vergroot indien tegelijk intraveneus of oraal corticosteroïden worden gegeven.
De kans op hypokaliëmie wordt vergroot bij gelijktijdig gebruik van theophylline en/of thiazide diuretica of door hypoxie.

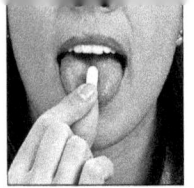

Additieve effecten van salbutamol zijn gezien bij combinatie met andere sympathicomimetica en theophylline. De effecten van salbutamol worden geantagoneerd door beta-receptorblokkerende sympathicolytica. Gelijktijdig gebruik dient gewoonlijk te worden vermeden.

Gebruik bij zwangerschap en het geven van borstvoeding

Over het gebruik van deze stof tijdens de zwangerschap bestaan onvoldoende gegevens om de mogelijke schadelijkheid te beoordelen. Bij dierproeven zijn aanwijzingen gevonden voor enkele schadelijke effecten op de foetus. Bij zwangerschap slechts gebruiken na overleg met uw arts.

Salbutamol gaat over in de moedermelk. Er zijn onvoldoende gegevens over de schadelijkheid voor zuigelingen bij gebruik tijdens de lactatie. Tijdens de borstvoeding slechts gebruiken na overleg met uw arts.

Beïnvloeding van de rijvaardigheid en het vermogen om machines te gebruiken

Er zijn geen gegevens bekend over het effect van dit product op de rijvaardigheid en bekwaamheid om machines te gebruiken.
Incidenteel zijn tremoren en spierkrampen gemeld. Met deze mogelijkheid dient rekening te worden gehouden bij het besturen van voertuigen en het bedienen van machines.

Bijwerkingen

Overgevoeligheidsreacties (zoals angioedeem, urticaria, bronchospasmen, hypotensie en collaps), tremor en voorbijgaande spierkrampen zijn gemeld bij alle toedieningsvormen van salbutamol.
Vooral bij parenterale toediening kunnen tremoren van de skeletspieren, hartkloppingen en beklemming op de borst voorkomen.

Bij veel patiënten komen lichte hartkloppingen en perifere vasodilatatie voor. Duidelijke cardiovasculaire effecten zijn meestal pas te zien bij hoge orale of parenterale dosis of snelle toediening of in de aanwezigheid van predisponerende factoren.

Toename van de hartfrequentie (als compensatie voor de perifere vasodilatatie) treedt eerder op bij patiënten met een normale hartfrequentie en de toename is dosisafhankelijk.
Ritmestoornissen (zoals atriumfibrilleren, supraventriculaire tachycardie en extrastolen) zijn gemeld, voornamelijk in voor ritmestoornissen gevoelige patiënten.

Overige gemelde (minder voorkomende) bijwerkingen: misselijkheid, hoofdpijn en toegenomen transpiratie. Bij kinderen kunnen hyperactiviteit en hallucinaties optreden. Intramusculair gebruik van de onverdunde injectievloeistof kan lichte pijn of steken veroorzaken.

Overdosering

Symptomen bij een overdosering zijn: Cardiovasculaire symptomen bestaande uit vasodilatatie, warm rood gezicht, tachycardie, palpitaties, hypotensie of hypertensie, beklemd

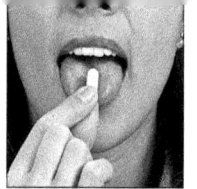

gevoel op de borst. Patiënten met hypokaliëmie hebben een verhoogde kans op aritmieën.
Symptomen van het centrale zenuwstelsel: hoofdpijn, tremoren, agitatie, onrust,
hallucinaties, angst, slapeloosheid, toegenomen transpiratie, misselijkheid en braken.

Behandeling
Aritmieën kunnen worden behandeld met een a-selectieve ß-blokker die, in verband met de kans op bronchospasmen, voorzichtig moet worden gedoseerd.
Andere symptomen zonodig symptomatisch behandelen.
Er bestaat geen specifieke rol voor benzodiazepines bij de behandeling van een patiënt met overdosering.

Farmaceutische gegevens

Lijst van hulpstoffen
Natriumchloride en water voor injectie.

Houdbaarheid
Ventolin Injectie is 3 jaar houdbaar tot de op de verpakking vermelde datum.

Speciale voorzorgsmaatregelen bij opslag
Ventolin Injectie wordt buiten invloed van licht bij een temperatuur tussen 2 en 30°C bewaard.

Aard en inhoud van de verpakking
Ventolin Injectie wordt geleverd in verpakkingen van 5 ampullen à 1 ml.

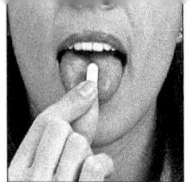

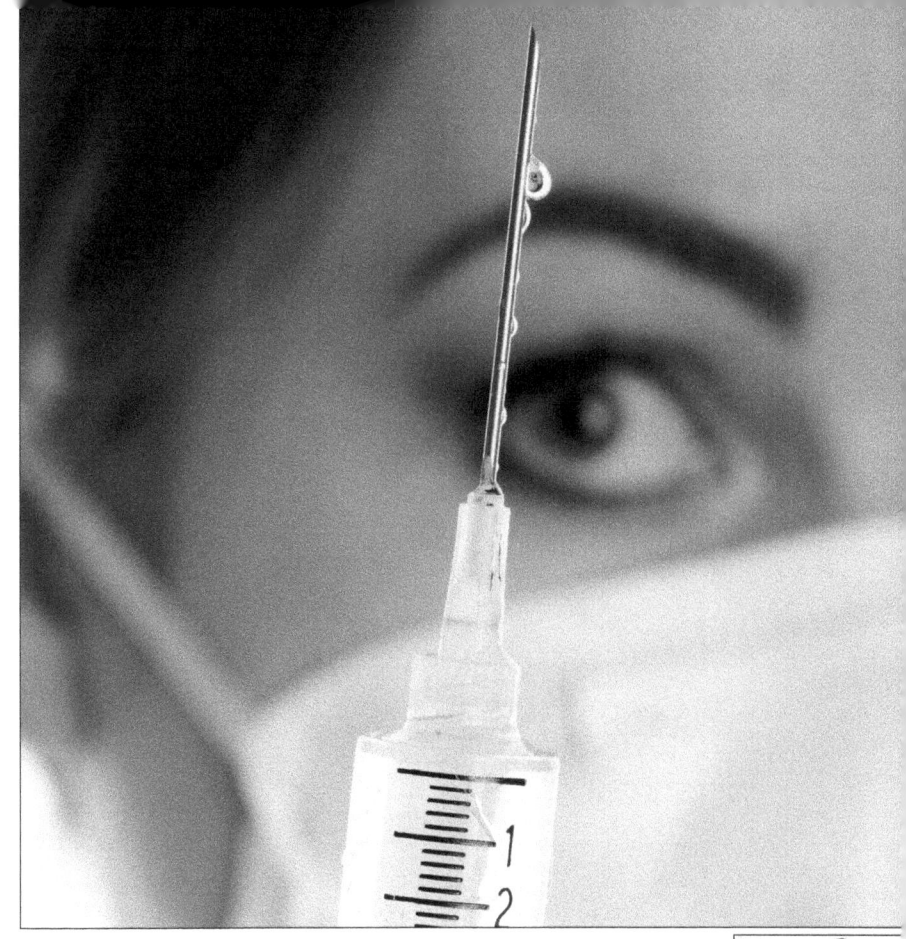

hoofdstuk 4
Medisch handelen

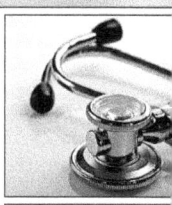
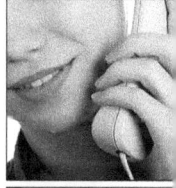
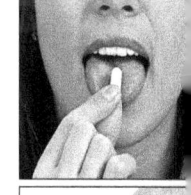
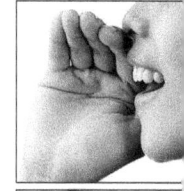
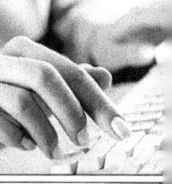
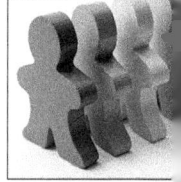
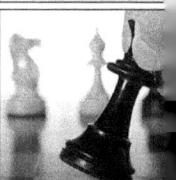

Op de huisartsenpraktijk worden bepaalde vormen van medisch onderzoek uitgevoerd en kleinere medische ingrepen verricht. Als doktersassistent zul je de arts hierbij regelmatig assisteren. Maar sommige medische handelingen voer je zelfstandig uit.

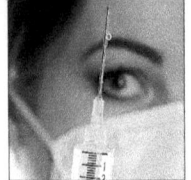

4.1. Ademhaling observeren

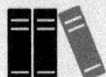
- Basiswerk AG: Medisch-technisch handelen (ISBN 978 90 313 4708 6)
- Protocollenboek van jouw opleiding

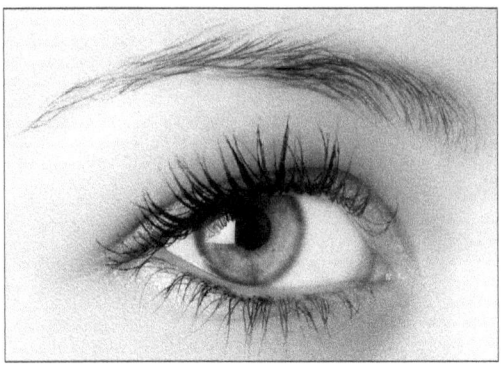

De diagnose bij klachten over benauwdheid begint vaak met informatie over de aard en frequentie van de ademhaling van de patiënt.

Vorm een drietal en oefen het observeren van de ademhaling op elkaar.
Ga als volgt te werk.

- Lees samen het protocol door en bekijk de benodigde attributen.
- Verdeel de rollen: wie is doktersassistent, wie patiënt en wie observator?
- Leg de patiënt uit wat er gebeuren gaat.
- Voer de handeling uit, zonder het protocol te raadplegen. De observator kijkt of jij dat volgens voorschrift doet.
- Bespreek de oefening met elkaar. Voerde je bepaalde handelingen niet helemaal goed uit of hanteerde je een verkeerde werkvolgorde? Of heb je misschien bepaalde handelingen per ongeluk overgeslagen? Noteer dat hieronder.

Aandachtspunten voor een volgende keer

Het observeren van de ademhaling is:

○ een voorbehouden handeling
○ een niet-voorbehouden handeling

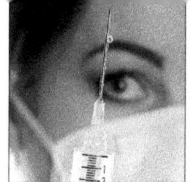

4.2 Longfunctieonderzoek

- Basiswerk AG: Medisch-technisch handelen (ISBN 978 90 313 4708 6)
- Protocollenboek van jouw opleiding

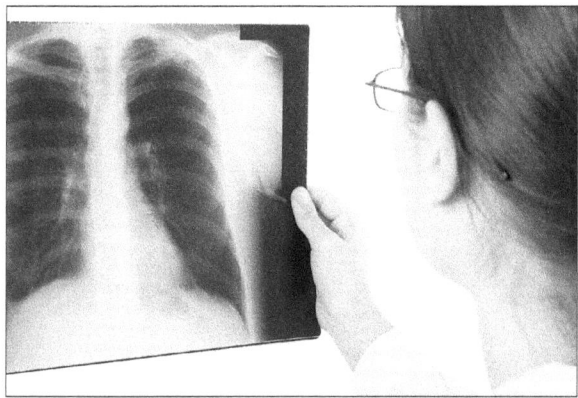

Het longfunctieonderzoek wordt door doktersassistenten regelmatig uitgevoerd.
Je kunt daarbij gebruikmaken van twee technieken:

- piekstroommeter
- spirometer

Zoek op wat het verschil is tussen beide instrumenten. Wat wordt bij elk onderzoek gemeten en hoe gebeurt dat?

Onderzoek m.b.v. de piekstroommeter

Onderzoek m.b.v. de spirometer

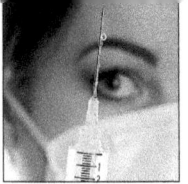

Zoek het antwoord op de volgende vragen:

1. Is het uitvoeren van een longfunctieonderzoek een *voorbehouden* of een *niet-voorbehouden* handeling?

2. Wat wordt bedoeld met *referentiewaarden*?

3. Voor welke 3 patiëntgroepen zijn dergelijke referentiewaarden opgesteld?

4. Welke aspecten hebben invloed op de referentiewaarde?

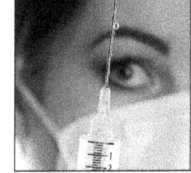

4.3 De piekstroommeter

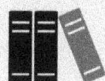
- Basiswerk AG: Medisch-technisch handelen (ISBN 978 90 313 4708 6)
- Protocollenboek van jouw opleiding

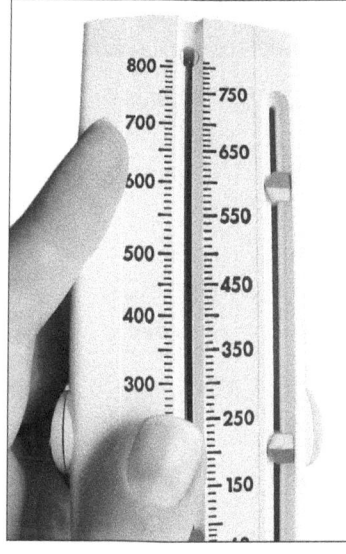

Vorm een drietal en voer bij elkaar een longfunctieonderzoek uit met behulp van de piekstroommeter.
Ga als volgt te werk:

- Lees samen het protocol door en bekijk de piekstroommeter.
- Verdeel de rollen: de een is doktersassistent, de ander patiënt en de derde observator.
- Voer het onderzoek uit en noteer de uitslag in onderstaande tabel.
- Vergelijk de gevonden waarden met de referentiewaarden VC op de volgende pagina.
- Trek een conclusie: is de gevonden waarde uitstekend, binnen de waarde of te laag?
- Leg de uitslag aan de patiënt uit.
- De observator kijkt of jij alles volgens voorschrift doet.
- Bespreek de oefening met elkaar. Voerde je bepaalde handelingen niet helemaal goed uit of hanteerde je een verkeerde werkvolgorde? Of heb je misschien bepaalde handelingen per ongeluk overgeslagen? Noteer dat hieronder.
- Herhaal deze opdracht twee keer zodat ieder van jullie het onderzoek een keer heeft uitgevoerd. Noteer de uitslagen in onderstaande tabel.

Patiënt	Uitslag	Conclusie
1		
2		
3		

Aandachtspunten voor een volgende keer

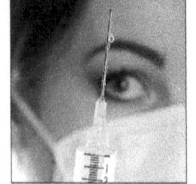

Referentiewaarden VC in ml

Normale hoeveelheid lucht bij uitademen

jeugd				volwassenen		
leeftijd	jongen	meisje		lengte	mannen	vrouwen
3-4	500	500		150	2350	2200
5-6	900	900		155	2600	2400
7-9	1400	1400		160	2900	2600
10	1650	1500		165	3200	2800
11	1800	1600		170	3500	3000
12	1900	1750		175	3800	3300
13	2050	1900		180	4100	3900
14	2300	2100				
15	2400	2200				
16	2500	2250				
17	2700	2350				
18	3000	2400				

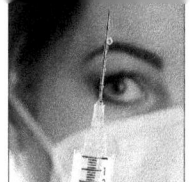

4.4 De spirometer

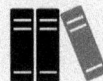
- Basiswerk AG: Medisch-technisch handelen (ISBN 978 90 313 4708 6)
- Protocollenboek van jouw opleiding

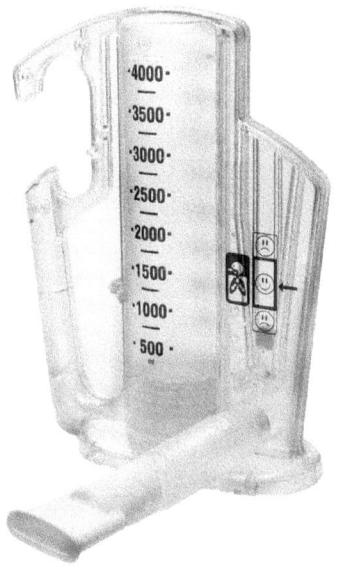

Vorm een nieuw drietal en herhaal dezelfde opdracht, maar nu met de spirometer.
Vergelijk de gevonden waarden met de referentiewaarden PEF op de volgende pagina.

Patiënt	Uitslag	Conclusie
1		
2		
3		

Bespreek ook deze oefening na en noteer hieronder eventuele aandachtspunten waar je een volgende keer extra op moet letten.

Aandachtspunten voor een volgende keer

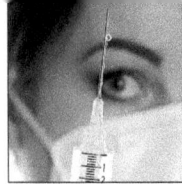

Referentiewaarden PEF (l/min)

Kinderen

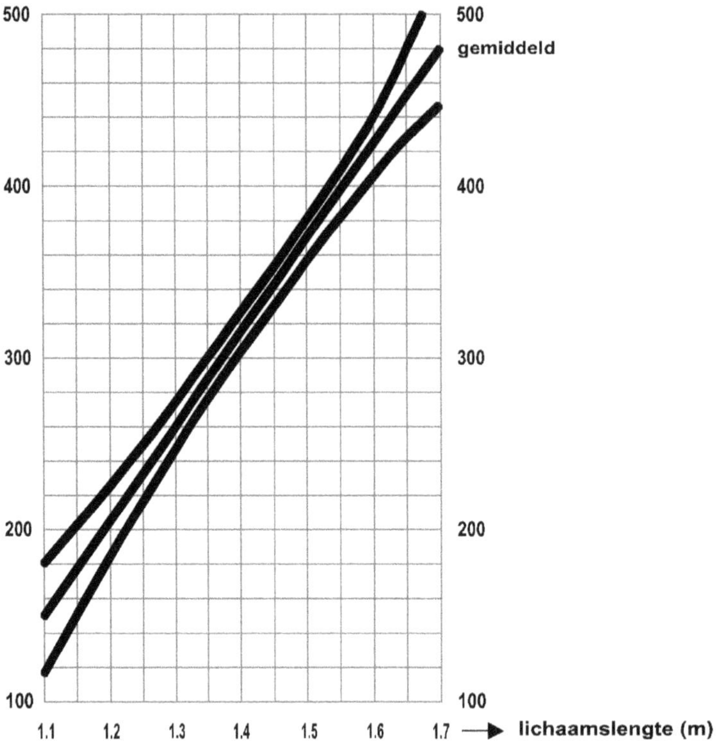

Mannen

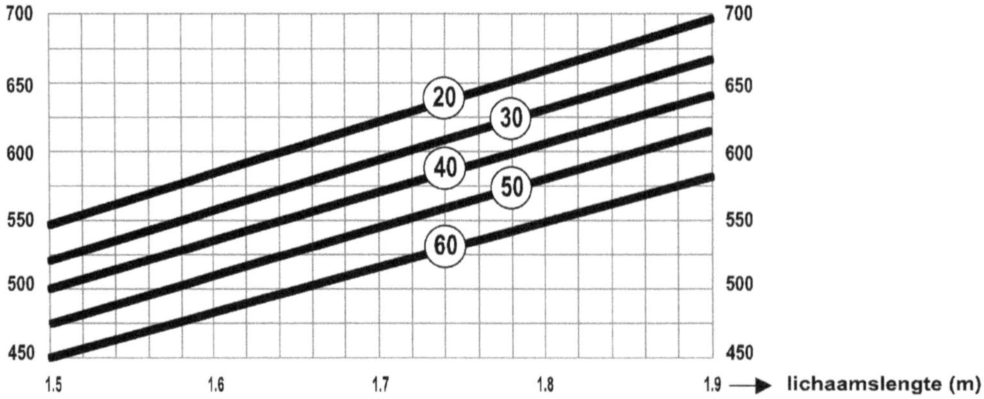

Vrouwen

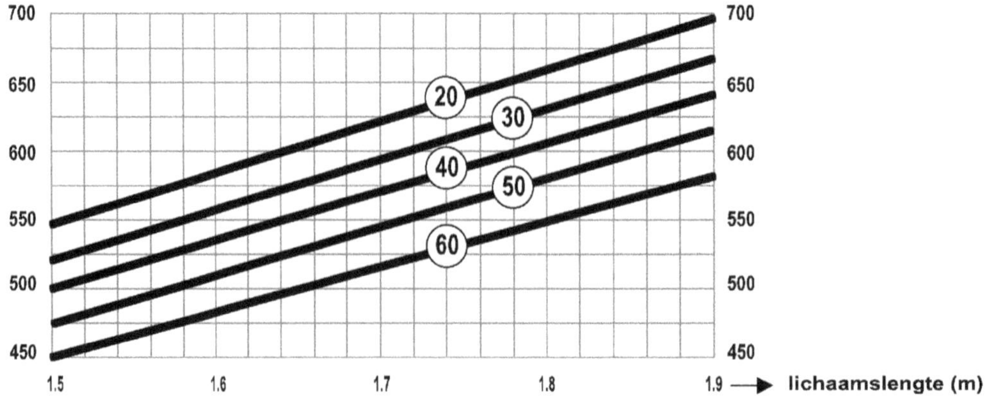

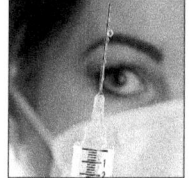

4.5. Intramusculair injecteren

- Basiswerk AG: Medisch-technisch handelen (ISBN 978 90 313 4708 6)
- Protocollenboek van jouw opleiding

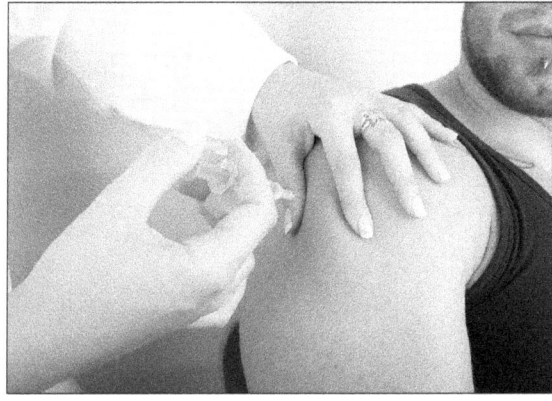

Eén van de methodes om te bepalen of de patiënt overgevoelig is voor een bepaald allergeen is het intramusculair injecteren van deze stof. Het allergeen wordt in het onderhuidse spierweefsel gespoten.

Vorm een tweetal en oefen het intramusculair injecteren.
Ga als volgt te werk:

- Lees samen het protocol door en bekijk de benodigde attributen die daarin genoemd worden.
- Spreek af wie van jullie begint.
- Zet de injectie in het oefenkussentje, zonder het protocol te raadplegen. Oefen zowel het injecteren in de bovenarm, het bovenbeen en de bil. Voor de laatste oefening gebruik je een bil fantoom.
- Je studiegenoot observeert of jij volgens voorschrift te werk gaat.
- Bespreek de oefening na. Voerde je bepaalde handelingen niet helemaal goed uit of hanteerde je een verkeerde werkvolgorde? Of heb je misschien bepaalde handelingen per ongeluk overgeslagen? Noteer dat hieronder.
- Wissel van rol en herhaal de oefening.

Aandachtspunten voor een volgende keer

Intramusculair injecteren is:

○ een voorbehouden handeling
○ een niet-voorbehouden handeling

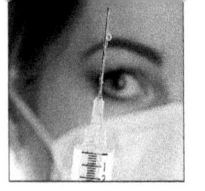

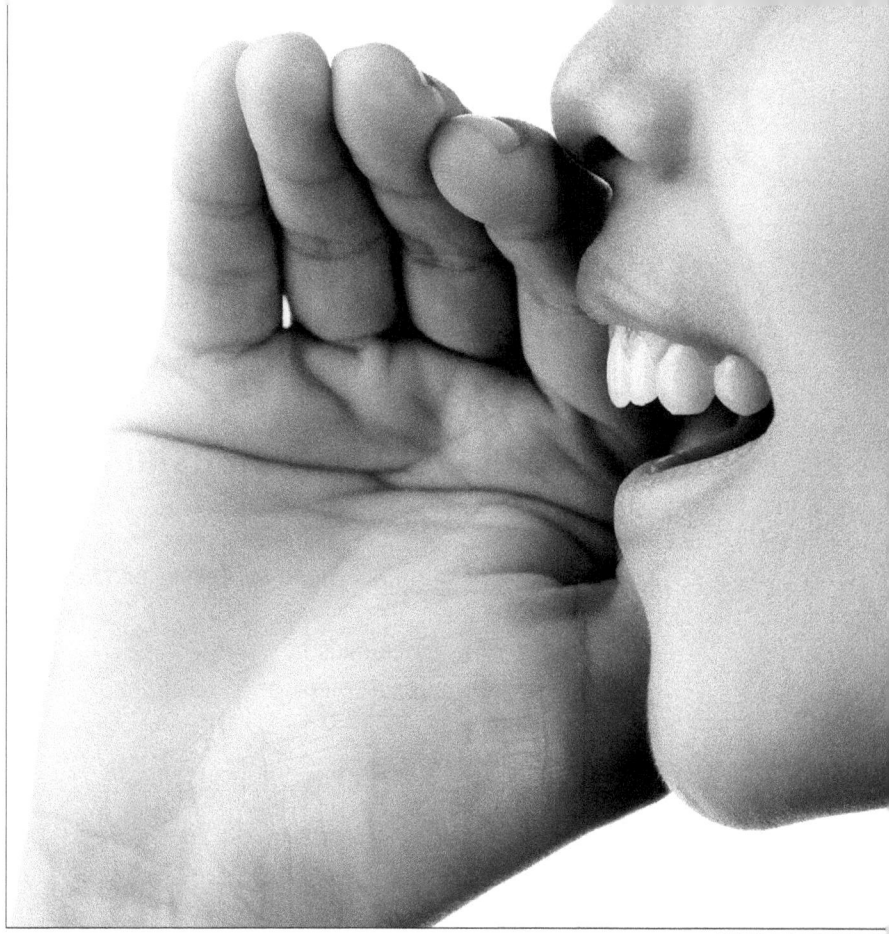

hoofdstuk 5
Voorlichting en advies

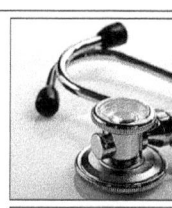
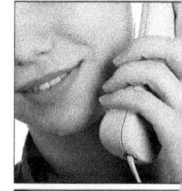
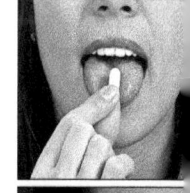
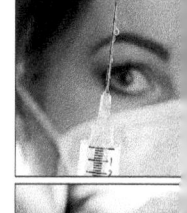
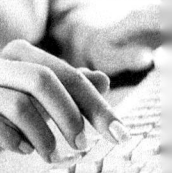
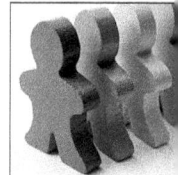
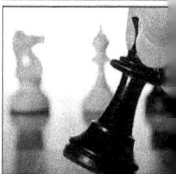

Patiënten verwachten goed advies van de doktersassistent. Voor het geven van advies en voorlichting heb je meer nodig dan vakkennis alleen. Je moet ook weten hoe je de boodschap zó kunt brengen dat de klant hem begrijpt, er open voor staat en ook echt iets met de gegeven informatie kan.

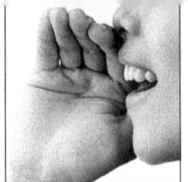

Persoonlijke voorlichting

5.1 Omgaan met COPD en astma

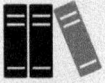 • Basiswerk AG: Eigen spreekuur en chronische ziekten (ISBN 978 90 313 4778 7)

 • www.astmafonds.nl
• www.allesovercopd.nl

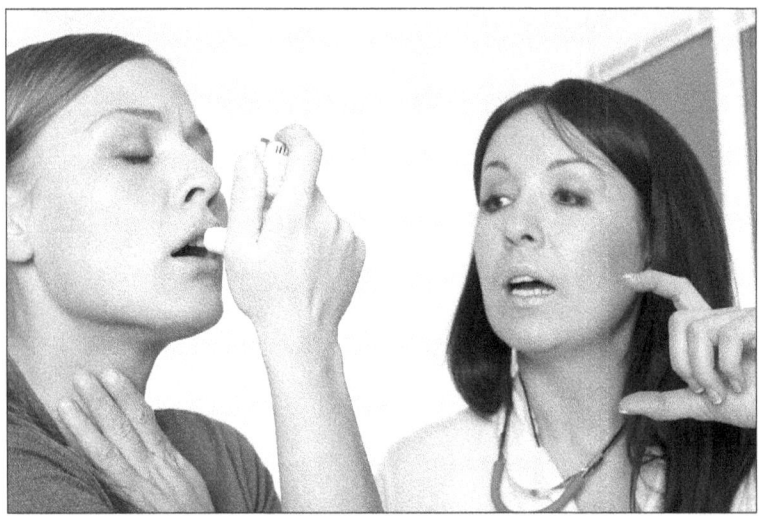

COPD en astma zijn chronische aandoeningen en niet te genezen. Mensen die aan deze aandoeningen lijden moeten hun leefstijl aanpassen.
Zoek een aantal praktische tips wat een COPD- of astmapatiënt kan doen om zo min mogelijk last te hebben van de aandoening.

Tips voor patiënten met COPD of astma

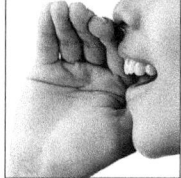

5.2 Een Powerpoint presentatie

- Basiswerk AG: Eigen spreekuur en chronische ziekten (ISBN 978 90 313 4778 7)

- www.gezondheidsplein.nl
- www.ziekenhuis.nl
- www.agcontext.nl (> databank > NHG patiëntenbrieven en NHG patiëntenfolders)

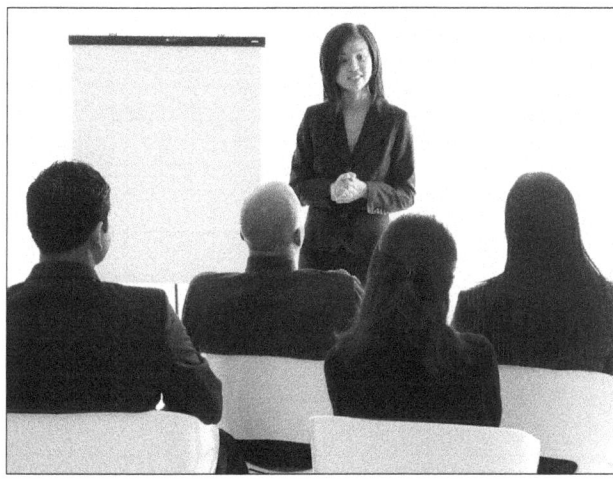

Een doktersassistent moet een ingewikkeld medisch verhaal op een duidelijke manier uit kunnen leggen. Je gaat dit oefenen door in een tweetal een korte presentatie aan de groep te geven over één van onderstaande problemen:

- klaplong
- hyperventilatie
- huisstofallergie
- astma
- COPD
- longontsteking

Zoek zoveel mogelijk informatie op over de gekozen aandoening, bijvoorbeeld:
- Waardoor wordt deze aandoening veroorzaakt?
- Welke klachten kunnen optreden?
- Hoe kan de aandoening zich ontwikkelen?
- Wat is er aan te doen (medicijnen, behandeling)?
- Wat kan de patiënt zelf doen om problemen te voorkomen?

Bereid een presentatie voor van maximaal 10 minuten. Ga er vanuit dat het publiek bestaat uit patiënten die weinig of geen medische kennis hebben.
Maak een Powerpoint presentatie ter ondersteuning van je voordracht. Verwerk daarin teksten, illustraties en bijvoorbeeld een kort filmpje.

Na afloop geeft het publiek een oordeel over de presentatie, aan de hand van de observatielijst op de volgende pagina.

Noteer na afloop van jouw eigen presentatie eventuele aandachtspunten waar je een volgende keer extra op moet letten.

Aandachtspunten voor een volgende keer

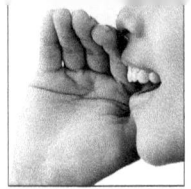

Observatielijst Presentaties

Vul per aandachtspunt in:
- goed (+)
- matig (+/-)
- zwak (-)

	klaplong	hyperventilatie	huisstofallergie	astma	COPD	longontsteking
Inhoud						
De gegeven informatie.						
Opbouw van het verhaal.						
Powerpoint						
Leesbaarheid van teksten.						
Hoeveelheid afbeeldingen.						
Relevantie van de afbeeldingen.						
Algehele verzorging.						
Rol van de spreker(s)						
Verstaanbaarheid.						
Contact met het publiek.						
Gebruik van de spiekbrief.						
Taalgebruik.						
Spreektempo.						
Lichaamshouding.						
Deskundige uitstraling.						
Ruimte voor vragen en reacties.						
Rapportcijfer						

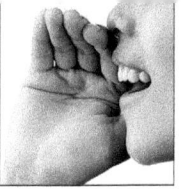

5.3 Gesprekstechnieken

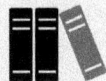
- Basiswerk AG: Professionele communicatie en beroepshouding (ISBN 978 90 313 4953 1)

Als doktersassistent moet je helder zien te krijgen wat de zorgvraag van de patiënt precies inhoudt. Daarvoor moet je beschikken over de nodige gesprekstechnieken.

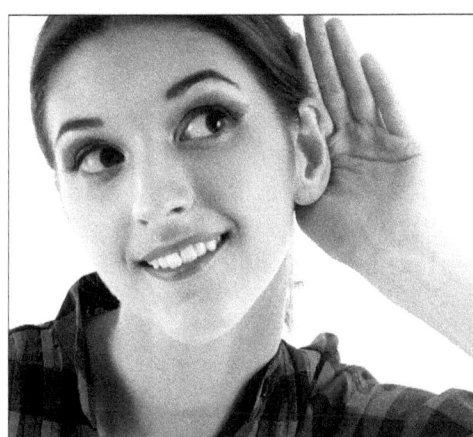

Actief luisteren

Actief luisteren betekent dat je jouw gesprekspartner de volle aandacht geeft en hem aanmoedigt om zoveel mogelijk te vertellen. Dat houdt meer in dan alleen de juiste vragen stellen. Net zo belangrijk zijn zaken als:

- zelf een 'open' en ontspannen lichaamshouding aannemen
- oogcontact maken en houden
- regelmatig bevestigend knikken
- regelmatig tussenvoegsels gebruiken, zoals "Ja, ja", "Hm", "Precies, "Okee", "Juist, ja", enzovoort.

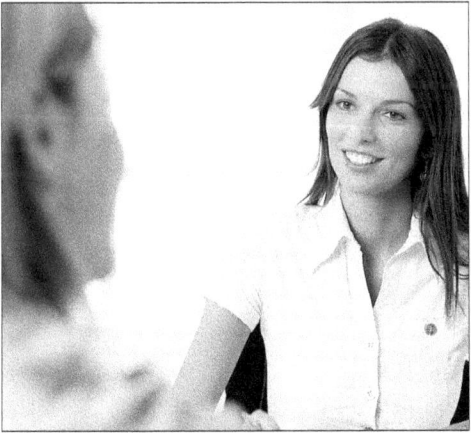

Vragen stellen

Het begint natuurlijk met het stellen van de juiste vragen, op de juiste manier. Gesloten vragen, vragen waarop eigenlijk alleen met Ja of Nee geantwoord kan worden, zijn vooral geschikt om te toetsen of een bepaalde vooronderstelling klopt. Maar minder geschikt om iemand aan het praten te krijgen en te stimuleren om zijn eigen verhaal te vertellen. Open vragen leveren meestal meer informatie op.

Ook is het vaak verstandig om niet tevreden te zijn met het eerste het beste antwoord, maar verder door te vragen. Bijvoorbeeld:

- Wat bedoelt u daar precies mee?
- Kunt u daar meer over vertellen?
- Kunt u daar een voorbeeld van geven?

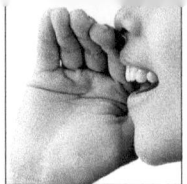

Spiegelen

Sommige patiënten zijn van nature heel open en praten honderduit. Andere zijn juist heel gesloten en geven alleen korte antwoorden. Om zulke mensen op een subtiele manier 'uit de tent te lokken' kun je gebruikmaken van *spiegelen*. Dat houdt niets anders in dan letterlijk herhalen wat de patiënt zegt, gevolgd door een korte pauze. Grote kans dat de patiënt zijn antwoord nuanceert en dus nieuwe informatie geeft. Bijvoorbeeld:

- patiënt: "Daar heb ik geen last van, nee".
- doktersassistent: "Dus u zegt dat u daar geen last van heeft?"
- patiënt: "Nou ja, een klein beetje misschien, als ik me erg inspan".

Samenvatten

Denk niet te snel dat je de patiënt wel begrepen hebt maar controleer dat regelmatig. Bijvoorbeeld door van tijd tot tijd het gesprek kort samen te vatten. Dat heeft twee voordelen. Op de eerste plaats kom jij erachter of je de patiënt goed begrepen hebt en tegelijkertijd ontdekt de patiënt of hij wel alles heeft verteld wat hij wilde vertellen.
Bijvoorbeeld:

- Dus u bedoelt...
- Als ik u goed begrijp zegt u ...
- Ik zet even op een rij wat we tot nu toe hebben besproken.

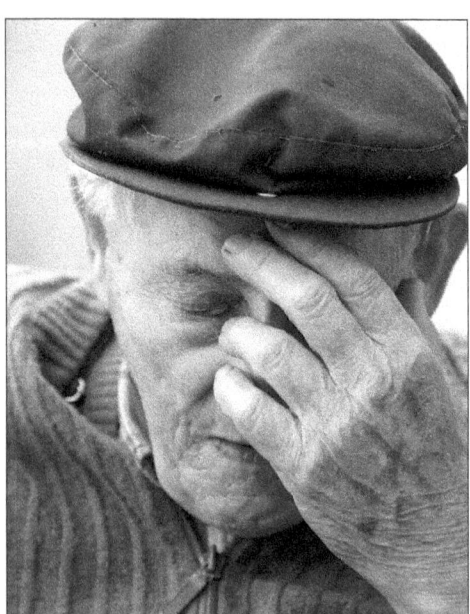

Aandacht voor emoties

Niet alleen de (medische) feiten zijn relevant, maar ook de gevoelens van de patiënt. Veel patiënten geven die niet meteen prijs dus is het belangrijk om actief te proberen om deze gevoelens boven tafel te krijgen. Bijvoorbeeld:

- Hoe voelde u zich toen?
- Vindt u het moeilijk om hierover te praten?
- Maakt u zich ongerust?

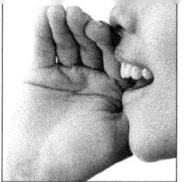

Vorm een drietal en oefen deze gesprekstechnieken.
Jullie voeren 3 korte gesprekken. Bij elk gesprek is iemand anders de verteller, luisteraar en observator.
Noteer hieronder wie in welk gesprek welke rol heeft.

	gesprek 1	gesprek 2	gesprek 3
luisteraar			
verteller			
observator			

Elk gesprek gaat over een persoonlijke ervaring van degene die de rol van verteller speelt.
Bijvoorbeeld:

- Iets verdrietigs wat je hebt meegemaakt.
- Een roddel over iemand die je kent.
- Een situatie waarin jij (of iemand die je kent) gediscrimineerd werd.

Elk gesprek duurt ongeveer 10 minuten. In die tijd moet de luisteraar proberen om zoveel mogelijk informatie boven tafel te krijgen. De observator beoordeelt de luisteraar aan de hand van het observatieformulier op de volgende pagina.

Bespreek elk gesprek na. Was jij de luisteraar, noteer dan eventuele aandachtspunten waar je een volgende keer extra op moet letten.

Aandachtspunten voor een volgende keer

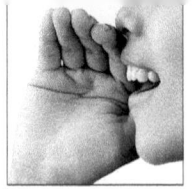

Observatielijst Gesprekstechnieken

Vul per aandachtspunt in:
- goed (+)
- matig (+/-)
- zwak (-)

Luisteraar >	Ik zelf		
Heeft een open lichaamshouding.			
Houdt oogcontact met de verteller.			
Stelt open vragen.			
Vraagt door.			
Nodigt de ander uit om meer te vertellen.			
Geeft de ander tijd om zijn antwoord te formuleren.			
Gebruikt regelmatig tussenvoegsels.			
Vat het gesprek tussentijds kort samen.			
Probeert de emotionele kant van de zaak boven tafel te halen.			
Vat het gesprek na afloop goed samen.			
Overige punten			

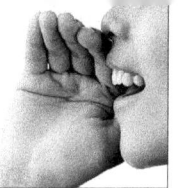

5.4 Non-verbale communicatie

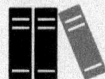
- **Basiswerk AG: Professionele communicatie en beroepshouding**
  (ISBN 978 90 313 4953 1)

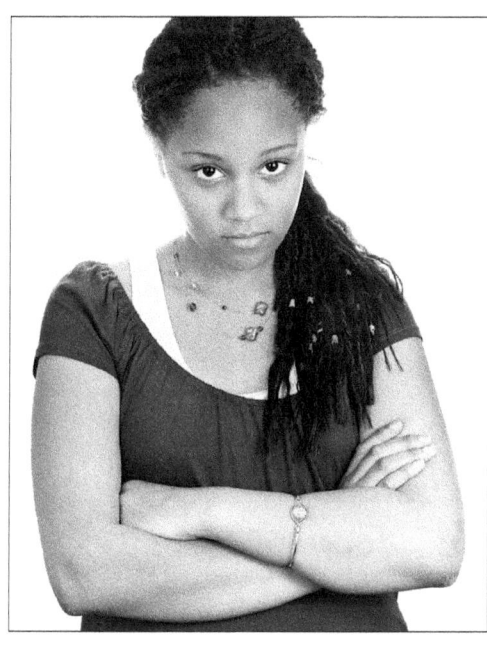

Communicatie is veel meer dan praten alleen. Uit onderzoek blijkt dat mensen voor minder dan de helft (45%) afgaan op de woorden die ze gehoord hebben. De rest van de informatie (55%) leiden ze af van de lichaamstaal van hun gesprekspartner. Een ander woord voor lichaamstaal is *non-verbale communicatie*.

Bij non-verbale communicatie gaat het om zaken als:
- lichaamshouding
- gebaren
- manier van praten (volume, toon, snelheid, enzovoort)
- gezichtsuitdrukking (mimiek)
- lichamelijke verzorging (kleding, gebruik van make-up, haardracht, enzovoort)

Als jouw non-verbale communicatie niet in overeenstemming is met wat je zegt (jouw verbale communicatie), dan komt de boodschap niet over. Een goed voorbeeld is een docent die met een onzekere glimlach op zijn gezicht tegen een leerling zegt dat hij nu echt stil moet zijn, anders wordt hij de klas uitgestuurd. De woorden van de leraar zijn streng, zijn lichaamstaal is vriendelijk. Het resultaat: de leerling neemt de waarschuwing niet serieus.

Een bekende uitspraak luidt: "Je kunt niet niet-communiceren". Je zendt altijd een boodschap uit, ook al zeg je niets.
Op de volgende pagina staan een aantal voorbeelden. Stel dat er niets gezegd wordt, weet je dan toch wat er aan de hand is?

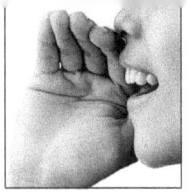

	Lichaamstaal waaruit dit blijkt
Boosheid	
Ongeïnteresseerdheid	
Onzekerheid	
Zelfverzekerdheid	
Afgeleid zijn	
Iets verbergen	
Angst	
Zenuwachtigheid	
Enthousiasme	

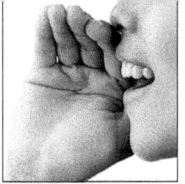

In de rol van verteller kiezen we onze woorden zorgvuldig uit, maar van onze lichaamstaal zijn we ons amper bewust. En ook dat we voortdurend letten op de lichaamstaal van onze gesprekspartner hebben we amper in de gaten. Die lichaamstaal bepaalt in belangrijke mate het gevoel dat we over onze gesprekspartner hebben. Mensen noemen dat vaak hun intuïtie maar eigenlijk is het gewoon een vorm van (onbewuste) communicatie.
Binnen het beroep van doktersassistent neemt de omgang met mensen een belangrijke plaats in. Je bewust zijn van het effect van jouw lichaamstaal is daarom erg belangrijk.

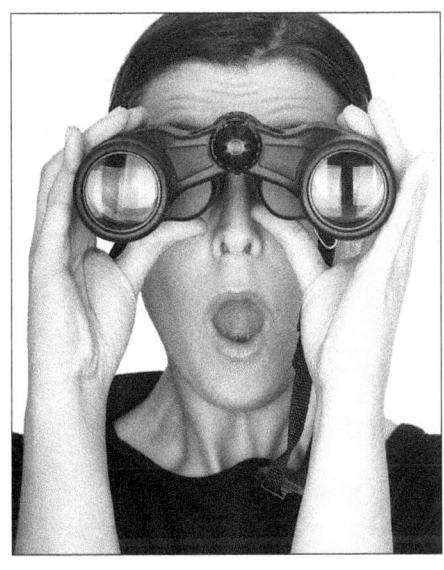

Altijd al eens privédetective willen zijn? Dan is het nu je kans!
Kies een studiegenoot uit en spreek af dat jullie elkaar de komende tijd over en weer extra gaan observeren op het vlak van non-verbale communicatie.
Ga als volgt te werk.

- Spreek een begin- en einddatum af voor deze proef.
- Kies een paar momenten waarop je de ander gaat observeren. Je studiegenoot mag dat natuurlijk niet weten.
- Kies meerdere korte observatiemomenten in plaats van een paar lange. Want hoe langer achter elkaar je iemand observeert, hoe eerder hij of zij dat merkt.
- Observeer de ander zo onopvallend mogelijk en noteer typische voorbeelden van zijn of haar non-verbale communicatie. Geef steeds de situatie aan waarin de observatie plaatsvond (bijvoorbeeld: Dinsdag 2 maart, jij in gesprek met Suzanne)
- Let op zaken als:
  - lichaamshouding
  - het gebruik van gebaren
  - gezichtsuitdrukking (mimiek)
  - stemgebruik (toon, volume)
- Vat je observaties na afloop samen in een lijstje met de meest opvallende voorbeelden. Laat elkaar deze lijstjes zien. Ieder van jullie neemt de voorbeelden van non-verbale communicatie die de ander heeft waargenomen over in het vak op de volgende pagina.
- Bespreek de bevindingen samen na. Was jij je ervan bewust dat je deze vormen van lichaamstaal gebruikt? Zitten er dingen bij waarvan je denkt: "*Daar moet ik meer op gaan letten*" of "*Dat moet ik mezelf echt afleren*"?

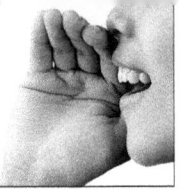

Typische voorbeelden van mijn lichaamstaal

Voorlichting en advies

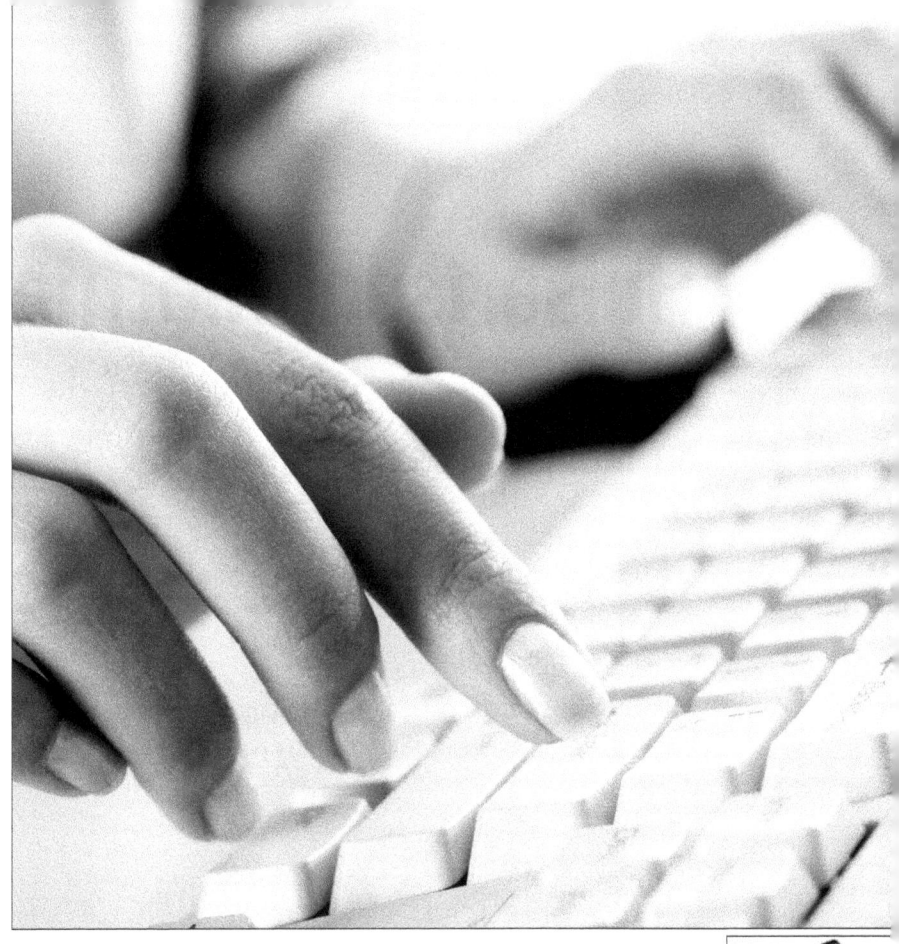

hoofdstuk 6
Administratieve taken

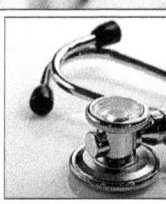
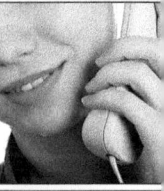
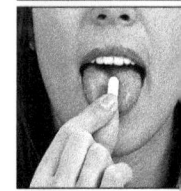
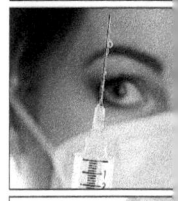
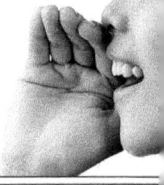
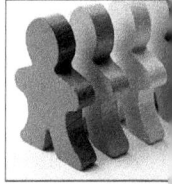
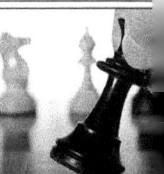

Een doktersassistent is niet alleen maar bezig met patiënten, er moeten elke dag ook de nodige administratieve taken gedaan worden. Patiëntendossiers bijwerken, bestellingen plaatsen, brieven en mails sturen naar leveranciers of collega's, enzovoort.

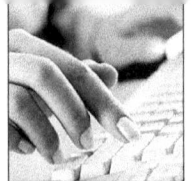

Huisartsen Informatie Systeem

6.1 Medisch dossier bijwerken

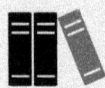 • Basiswerk AG: Zo werkt het in de huisartsenpraktijk (ISBN 978 90 313 6225 7)

Alle gegevens van de patiënt worden bijgehouden in het Huisartsen Informatie Syseem (HIS). Verwerk de gegevens van de volgende patiënten in het HIS.

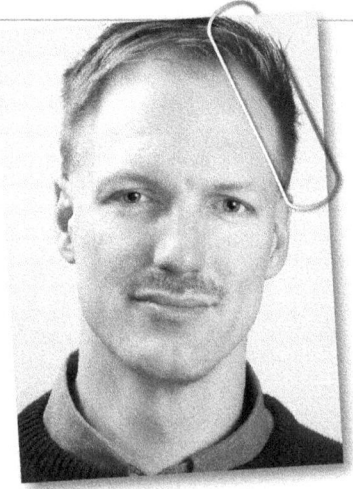

Naam: Dhr. P. Roggen
Leeftijd: 46 jaar
Geboortedatum: 02-03-1964
Adres: Fazantenlaan 1,
2577 JJ Den Haag
Burgerservicenummer: 024271950
Verzekering: Univé
Polisnummer: 224.897.881

Telefonisch contact 09-06-2010
- griep ogenschijnlijk weg
- opnieuw hoge koorts en benauwd

Consult 10-06-2010
Diagnose: longontsteking
Medicatie: R/ doxycycline no 8
S. eerste dag 2 tabletten rest 1dd 1 tablet

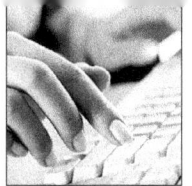

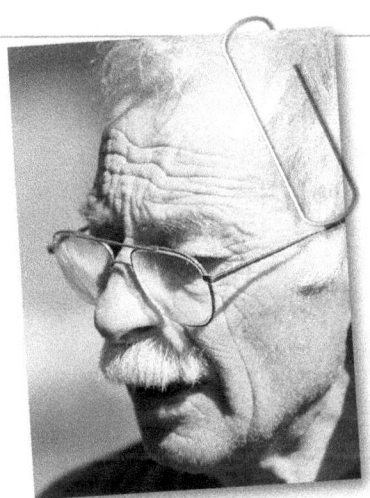

Naam: Dhr. T. Rijntjes
Leeftijd: 70
Geboortedatum: 26-02-1940
Adres: Elviraland 302,
2566 HT Den Haag
Burgerservicenummer: 036292010
Verzekering: Zilveren Kruis
Polisnummer: 553.826.122

Telefonisch contact 09-05-2010
- griepklachten
- koorts sinds paar dagen rond de 38,5°C, benauwd
- hoest af en toe een beetje bloed op
- stekende pijn in de borst

Huisbezoek 09-06-2010
Diagnose: longontsteking
Medicatie: R/ doxycycline no 8
S. eerste dag 2 tabletten rest 1dd 1 tablet

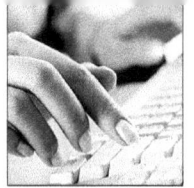

6.2 ICPC-codes

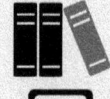 • Basiswerk AG: Zo werkt het in de huisartsenpraktijk (ISBN 978 90 313 6225 7)

 • www.agcontext.nl (>extra modules > ICPC codes)

In medische dossiers worden klachten en ziektebeelden aangeduid met een ICPC-code.
Zoek op welke ICPC-codes horen bij onderstaande klachten en aandoeningen.

Symptoom of aandoening	ICPC code
Benauwdheid	
Emfyseem / COPD	
Pneumonie	
Hyperventilatie	
Piepende ademhaling	
Astma	
Hoesten	
Pijn aan luchtwegen	

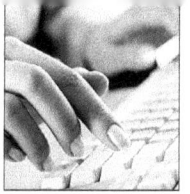

6.3 Specialistenbrieven verwerken

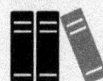 • Basiswerk AG: Zo werkt het in de huisartsenpraktijk (ISBN 978 90 313 6225 7)

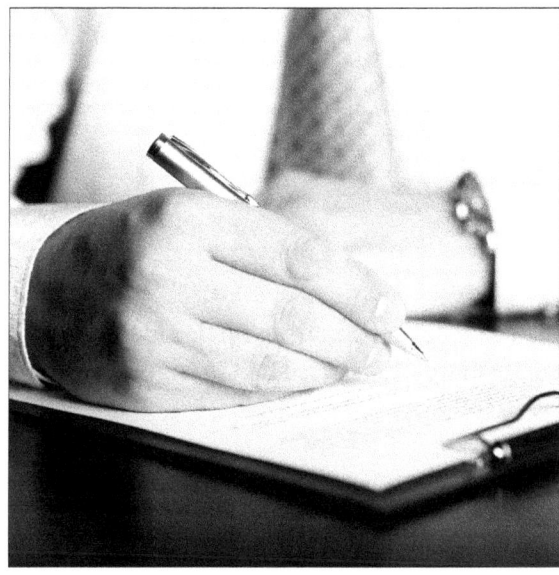

Soms verwijst de huisarts een patiënt door naar een specialist. Hij krijgt dan een *verwijsbrief* mee waarin de nodige informatie staat voor de specialist.
Op zijn beurt zal de specialist de huisarts weer op de hoogte houden van de ontwikkelingen. Dat gebeurt via een *specialistenbrief*.
Nadat de huisarts deze brief gelezen heeft neemt de doktersassistent deze informatie op in het HIS. Soms in de vorm van een samenvatting van die brief, soms door de brief te scannen en in zijn geheel in het systeem in te voeren.

Op de volgende pagina's staan twee voorbeelden van zo'n specialistenbrief.
Vat deze zo kort mogelijk samen (in het klad) en laat deze samenvattingen door de docent controleren.
Schrijf de definitieve samenvatting in het kader onder elke specialistenbrief en verwerk deze informatie in het HIS.

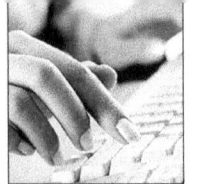

Meerland Ziekenhuis
Polikliniek Longziekten
Dr. R. de Gier

17-11-2010

De weledelgeleerde huisarts Willemen,

Betreft: Patrick van 't Zand
           Buitenring 28
           2522 ZA Den Haag
           BSN: 262815290

Geachte collega,
Bovengenoemde patiënt is op 11-06-2010 behandeld en tijdelijk opgenomen op de afdeling Longziekten. Symptomen waren hevige en plotselinge dyspnoe, gepaard met heftige pijn aan de linkerborst.
Bij röntgenonderzoek bleken onze diagnoses overeen te komen.
Diagnose: pneumothorax aan de linkerlong, mogelijk t.g.v. van destructie van longblaasjes (patiënt rookt).

Behandeling: onder plaatselijke verdoving is een drain geplaatst en een verkleving aangebracht aan de pleuravliezen.

Uitbehandeld op de longafdeling.

Met vriendelijke groet,

R. de Gier

Samenvatting

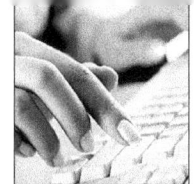

Rode Kruis Ziekenhuis
Polikliniek KNO
Dr. J.L.P. Paarse
Dr. H.K. van Hombergen
J.P. van Daalen-Peetersen

12 december 2007

De weledelgeleerde heer J.J. Alkema

Betreft: Mohmad Zinulabedin
           Zuidlarenstraat 6
           2527 GH Den Haag
           Geb. datum 04-05-1995

Geachte collega,
Bovengenoemde patiënt is onlangs opgenomen op onze afdeling KNO-ziekten. Op 24 oktober 2007 werd onder complete narcose een tv-buisje links geplaatst en is een groot cholesteatoom verwijderd.
Het gehoor zou nog niet zijn verbeterd, doch hopelijk is het loopoor nu een halt toegeroepen.
Ik houd u van het beloop op de hoogte.

Met vriendelijke groet,

Dr. J.L.P. Paarse
KNO-arts

Samenvatting

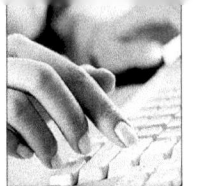

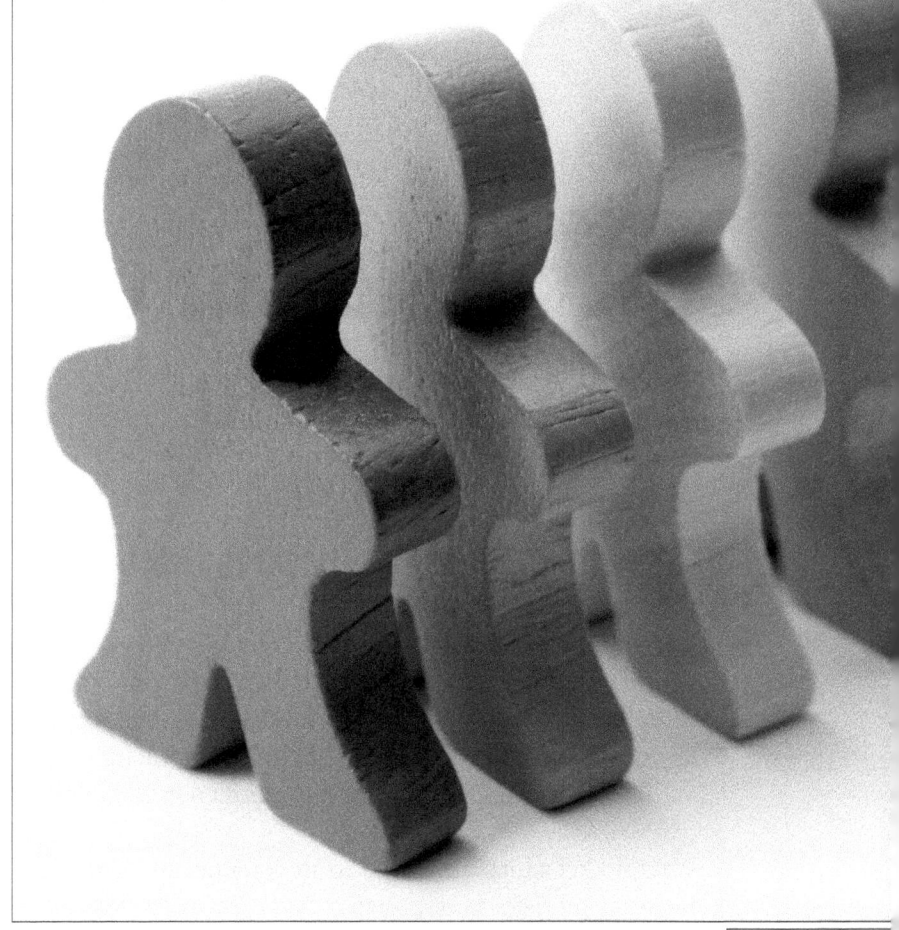

hoofdstuk 7
De maatschappij en jij

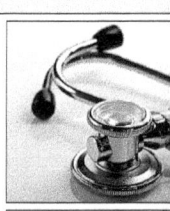
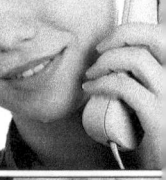
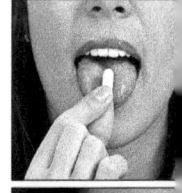
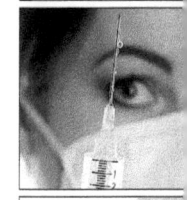
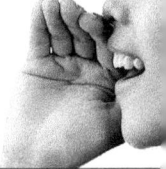
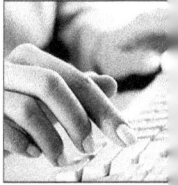
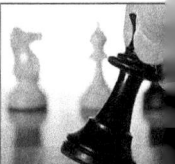

Als doktersassistent sta je midden in de samenleving. Het is belangrijk dat je weet hoe de gezondheidszorg in Nederland geregeld is en hoe er in de samenleving gedacht en gesproken wordt over gezondheid. Een goede doktersassistent heeft geen 'medische oogkleppen' op maar heeft oog en begrip voor andere meningen.

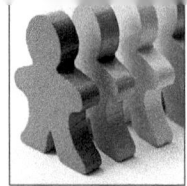

Discussies in de samenleving

7.1 Allergie: een welvaartsziekte?

Het aantal mensen dat last heeft van een of meerdere allergieën is gestegen tot ongeveer 1 op de 5. Vooral onder kinderen komen allergieën steeds vaker voor. De afgelopen 20 jaar is hun aantal verdubbeld en nu lijdt al 1 op de 3 kinderen aan een vorm van allergie.
Het gaat om allerlei soorten allergieën: overgevoeligheid voor bepaald voedsel, zonlicht, stuifmeel, bepaalde kledingstoffen, metalen in sieraden, insectenbeten, koeienmelk, enzovoort.

Waarom het aantal allergieën zo sterk toeneemt, is niet helemaal duidelijk. Wel lijken een paar factoren het risico te vergroten.

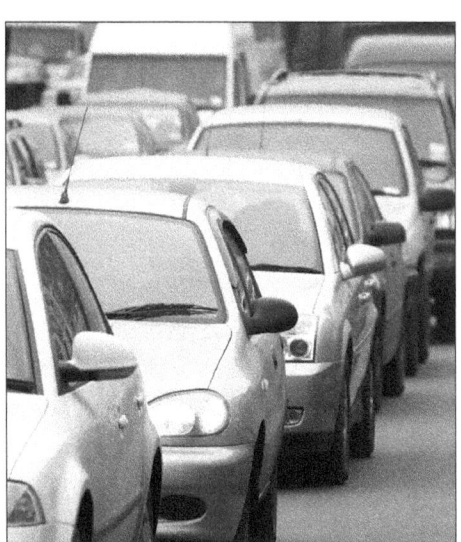

Luchtvervuiling
Kinderen die opgroeien in een gebied met veel verkeer en industrie ontwikkelen vaker een allergie dan kinderen die in ruime wijken wonen met veel groen.

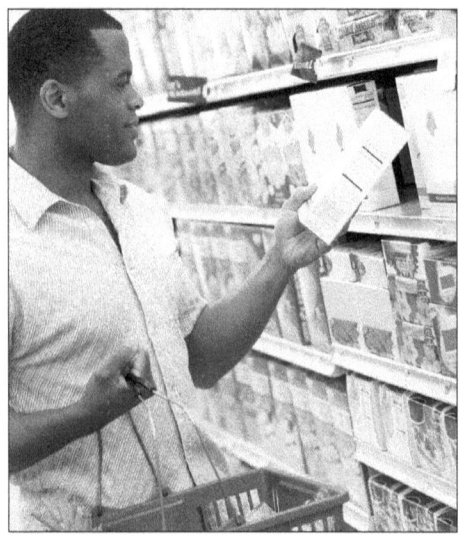

Voeding
Tegenwoordig liggen er bij de supermarkt om de hoek levensmiddelen uit alle hoeken van de wereld. Ook worden steeds meer hulpstoffen aan levensmiddelen toegevoegd, zoals kleurstoffen en conserveringsmiddelen. Het lijkt erop dat ons lichaam niet altijd even goed reageert op dit 'nieuwe' voedsel.

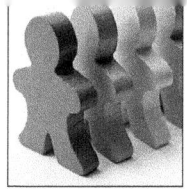

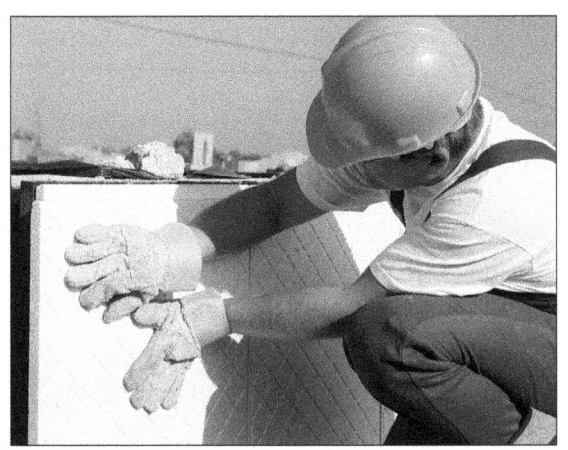

Woningisolatie
Om energie te besparen en het wooncomfort te verbeteren worden huizen steeds beter geïsoleerd. Daardoor neemt de natuurlijke ventilatie via allerlei kieren af en verandert het binnenklimaat. Hierdoor ontstaan sneller allergieën.

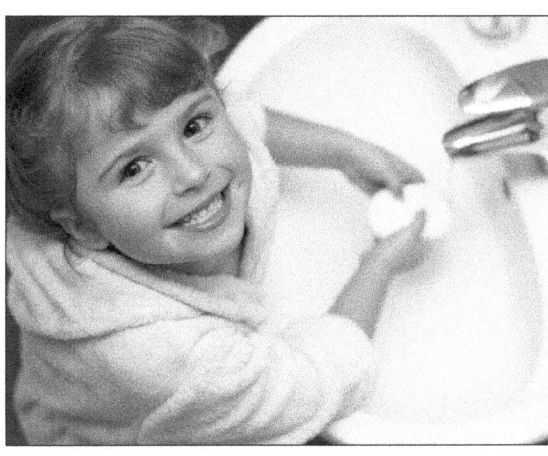

Hygiëne
Kinderen die opgroeien op een boerderij of van jongs af aan naar de crèche gaan hebben minder vaak een allergie dan kinderen die opgroeien in een 'brandschone' omgeving. Het afweersysteem leert met vallen en opstaan om goed te reageren op stoffen en micro-organismen die het lichaam binnendringen. Opgroeien in een al te hygiënische omgeving draagt daar niet toe bij.

Elke dag wordt je bestookt met reclames voor de meest uiteenlopende producten waarmee je het huis en je zelf schoon kunt houden. Daarbij wordt op dreigende toon gewezen naar de gevaren van bacteriën die overal op de loer liggen.
Natuurlijk is hygiëne belangrijk om ziektes te voorkomen. Maar hoeveel hygiëne heeft een mens echt nodig?

Maak een lijst van de producten die jij of je ouders in huis hebben. Niet alleen huishoudelijke schoonmaakmiddelen maar ook producten voor persoonlijke hygiëne (zeep, deodorant, shampoo, enzovoort). Staat hygiëne bij jou thuis hoger op de agenda dan bij je studiegenoten?

Huishoudelijke schoonmaakmiddelen	Producten voor persoonlijke hygiëne

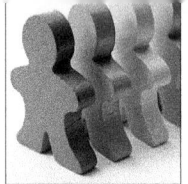

Bespreek met elkaar:
- Hoe vaak gebruik je deze producten?
- Waarom heb je juist dat product gekocht?
- Is die keuze beïnvloed door reclames?
- Welke regels ten aanzien van hygiëne heb jij van huis uit meegekregen?

Ook binnen het beroep van doktersassistent gelden strikte regels over hygiëne. Inventariseer in een groepje enkele voorbeelden daarvan.

Hygiënische maatregelen die een doktersassistent in haar werk toepast

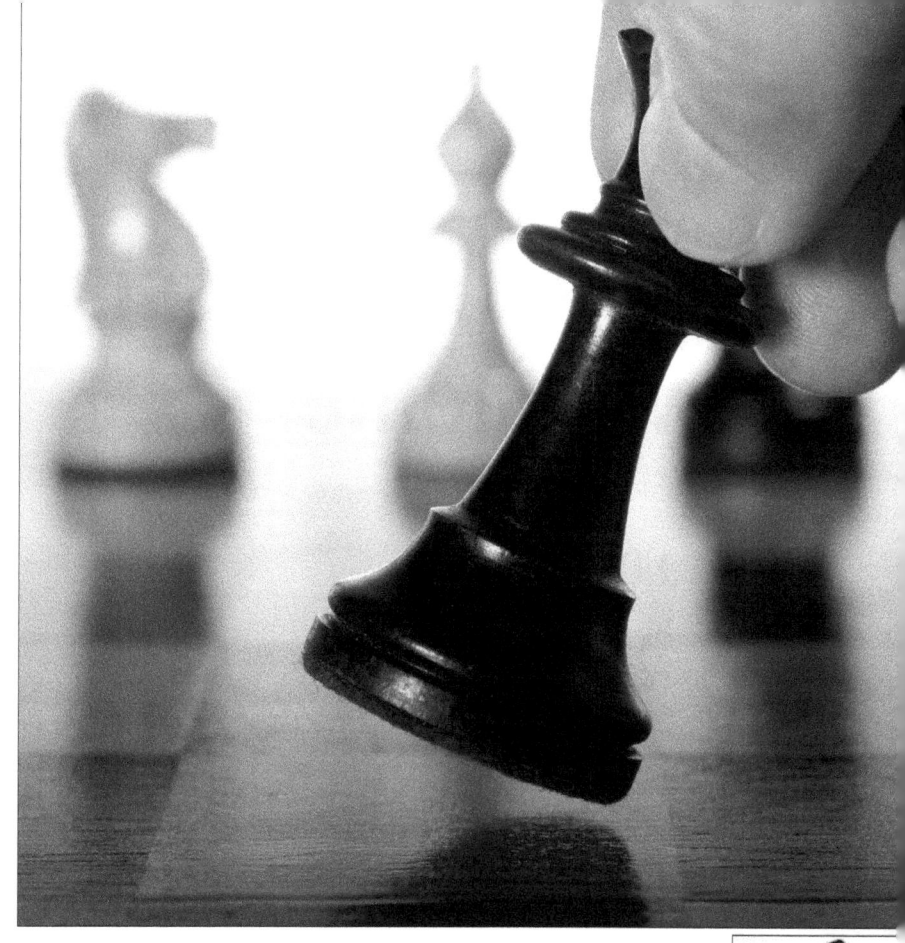

hoofdstuk 8
Persoonlijke groei

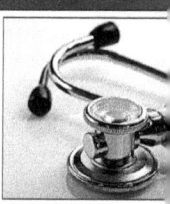
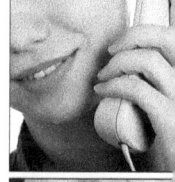
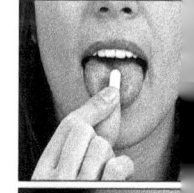
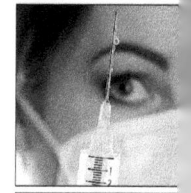
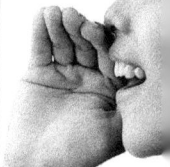
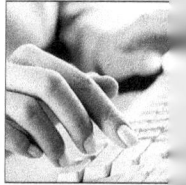

Mensen leren hun hele leven, vanaf de dag dat ze geboren worden tot het moment waarop ze hun laatste adem uitblazen. Van alles wat je meemaakt steek je wel iets op.
Je kunt het aan het toeval overlaten wat je leert of zelf een koers uitstippelen. In dat geval heb je zelf invloed op hoe je leert. Hoe slimmer je het aanpakt, hoe sneller en beter je leert. Tijdens je opleiding en straks in je baan als doktersassistent.

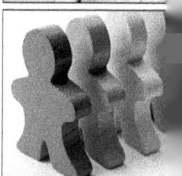

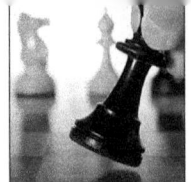

De doktersassistent als werknemer

8.1 De NVDA

- www.nvda.nl

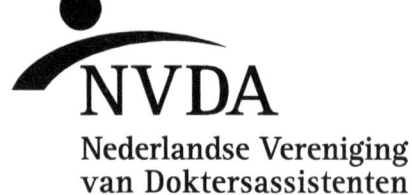

Elk beroep heeft zijn eigen beroepsvereniging(en). Er is een vereniging voor vrachtwagenchauffeurs, stedenbouwkundigen, remedial teachers, banketbakkers, enzovoort. Ook doktersassistenten hebben een eigen beroepsvereniging: de Nederlandse Vereniging Van Doktersassistenten (NVDA).

Een beroepsvereniging zet zich in om de kwaliteit van een bepaalde beroepsgroep te verhogen en een vuist te maken bij onderhandelingen met werkgevers en overheid. Ze houdt nieuwe ontwikkelingen binnen het vak bij, organiseert bijscholingen en zorgt dat vakgenoten met elkaar in contact komen en kennis en ideeën kunnen uitwisselen. Het is de moeite waard om eens te kijken wat de NVDA te bieden heeft.

Bekijk de site van de NVDA en beantwoord de volgende vragen.

1. De NVDA behartigt de belangen van doktersassistenten. Noem 3 activiteiten.

2. Welke beroepsgroep vertegenwoordigt de NVDA nog meer, behalve doktersassistenten?

3. De NVDA organiseert regelmatig evenementen. Welk evenement staat op korte termijn op het programma?

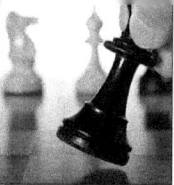

4. De NVDA geeft advies over vervolgopleidingen. Welke hbo-vervolgopleiding kun je als doktersassistent volgen?

5. Iedere beroepsvereniging geeft een eigen tijdschrift uit. Hoe heet het blad van de NVDA?

6. De jurist van de NVDA kan je in geval van nood met raad en daad bijstaan. Noem een voorbeeld van een situatie waarin een doktersassistent juridisch advies nodig heeft.

7. Naast een eigen tijdschrift ontwikkelt de NVDA ook andere producten. Bekend is het boekje "In het kader van de wet". Noem nog een aantal andere uitgaven van de NVDA.

8. Wat kost het lidmaatschap van de NVDA voor studenten en afgestudeerden?

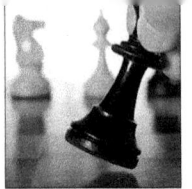

8.2 De cao

- www.abvakabofnv.nl
  (> cao overzicht > sector: zorg > huisartsenzorg > cao tekst)

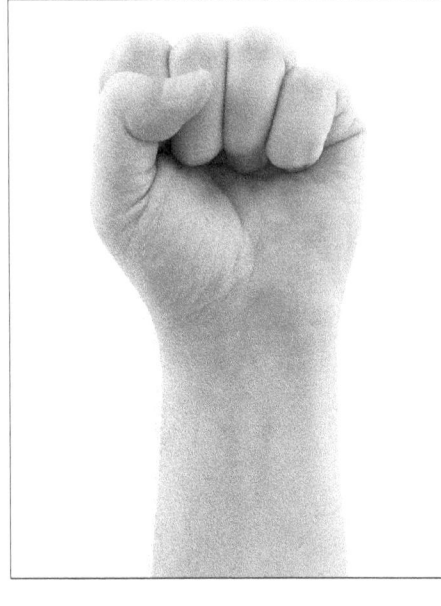

Als het goed is heb je later plezier in je werk. Maar je werkt niet alleen voor het plezier, je wilt er natuurlijk ook voor betaald worden. Hoeveel bepaalde beroepsgroepen verdienen wordt vastgelegd in een Collectieve Arbeidsovereenkomst (cao). De cao van een bepaalde beroepsgroep wordt regelmatig bijgesteld, na onderhandelingen tussen vakbonden, werkgevers en overheid. In die onderhandelingen vormt ook de beroepsvereniging vaak een gesprekspartner.

Doktersassistenten vallen onder de cao Huisartsenzorg.
Zoek op bovengenoemde site het antwoord op de volgende vragen.

1. Je bent aangenomen in een huisartsenpraktijk voor een baan van onbepaalde tijd. Hoe lang is je proeftijd?

2. Hoeveel uren werkt een doktersassistent gemiddeld per week?

   Telt overleg ook mee als werktijd?

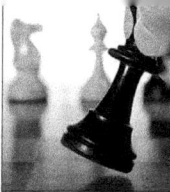

3. Heb je elk jaar automatisch recht op een salarisverhoging?

4. Is de werkgever verplicht om meer te betalen voor weekendwerk?

5. Als je een bijscholing moet volgen voor je werk, hoeveel moet je daarvan dan zelf betalen?

6. Stel je hebt een volledige baan. Op hoeveel vakantiedagen per jaar heb je dan recht?

7. De hoogte van je loon hangt af van de salarisschaal die bij jouw functie hoort. Een pas afgestudeerde doktersassistent begint vaak in salarisschaal 4. Wat verdient zo'n doktersassistent minimaal en maximaal per maand (bij een full time baan)?

Minimaal:	Maximaal:

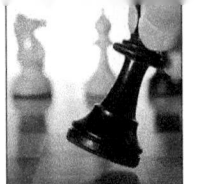

GPSR Compliance

The European Union's (EU) General Product Safety Regulation (GPSR) is a set of rules that requires consumer products to be safe and our obligations to ensure this.

If you have any concerns about our products, you can contact us on

ProductSafety@springernature.com

In case Publisher is established outside the EU, the EU authorized representative is:

Springer Nature Customer Service Center GmbH
Europaplatz 3
69115 Heidelberg, Germany

www.ingramcontent.com/pod-product-compliance
Ingram Content Group UK Ltd.
Pitfield, Milton Keynes, MK11 3LW, UK
UKHW051128200426
11947UKWH00040B/1544